Schon oft bin ich nach einer Sammlung unserer Apotheken-Rezepte gefragt worden. Dieses Compendium soll nun endlich die naturheilkundlichen Rezepturen zusammenfassen, die uns in der Kur-Apotheke Bad Aibling wichtig sind. Es möge aber darüber hinaus auch Ärzte, Heilpraktiker und Laien anregen, eigene Mischungen zusammenzustellen und anzuwenden.

Es soll auch zeigen, dass man naturheilkundliche Präparate nicht unbedingt fertig kaufen muss, sondern oft selber herstellen kann. Viel lässt sich mit selbstgesammelten Kräutern, einfachen Grundstoffen aus Haushalt oder Apotheke und eigener Handarbeit erreichen.

Keinesfalls darf das Compendium jedoch dazu verleiten, den Gang zum Therapeuten zu unterlassen oder hinauszuschieben, wenn es wirklich nötig ist. Anhaltende Beschwerden und alarmierende Symptome (starke Schmerzen, hohes Fieber, starke Bauchkrämpfe usw.) bedürfen immer des Arztes. Die naturheilkundliche Selbstbehandlung hat ihre Grenzen, wenn es darum geht, schwerwiegende Krankheiten zu erkennen und zu therapieren.

Nicht alle Rezepturen passen für alle Situationen und für alle Anwender. Manche Anwender haben bestimmte Grunderkrankungen, die sie zu besonderer Vorsicht verpflichten, beispielsweise Diabetes, Alkoholismus, Herz-Kreislauf-Erkrankungen, eingeschränkte Leber- oder Nierenfunktion. Auch naturheilkundliche Präparate können Risiken in sich tragen, und ich bitte Sie deshalb: Lassen Sie sich vor der Anwendung lieber erst in der Apotheke beraten.

Für mich persönlich hat das Compendium noch eine besondere Bedeutung: Ich möchte mit den Lesern über alte, heute fast vergessene Rezepte aus der einheimischen Volksheilkunde und die alten bodenständigen Bezeichnungen für Krankheiten, Heilpflanzen und Heilmittel für Mensch und Tier ins Gespräch kommen. Dazu soll diese Niederschrift eine Anregung und eine Diskussionsgrundlage sein. Es wäre so schade, wenn das alte Wissen verloren ginge. Meine Hoffnung ist, dass auf diese Weise einmal eine Sammlung von Rezepten und Heilbräuchen aus dem Land um den Wendelstein entstehen könnte.

Deshalb freue ich mich schon jetzt auf Ihre zahlreichen Rückmeldungen.

Bad Aibling, im Herbst 2011

Ihr Apotheker Dr. Günter Fleischmann

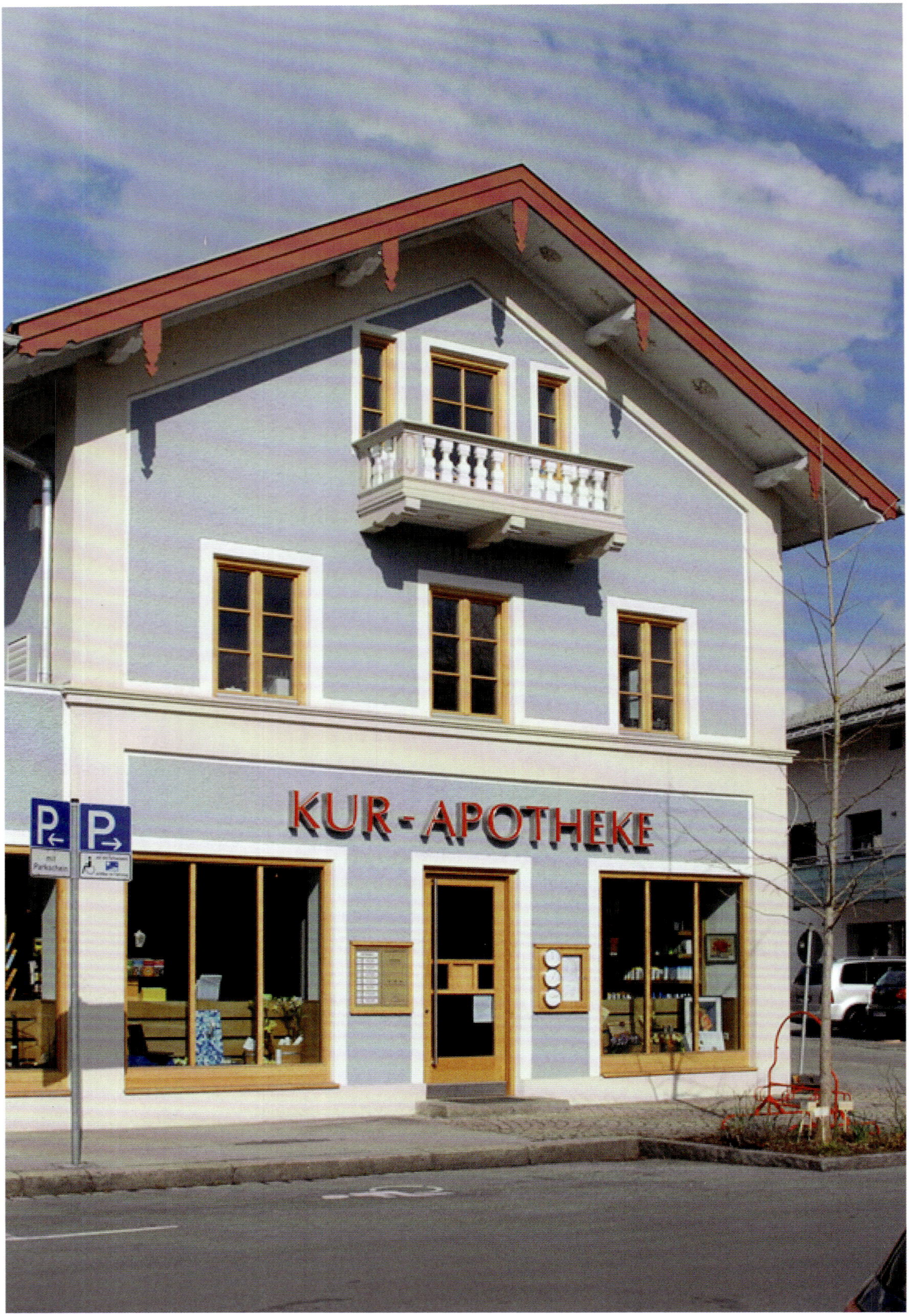
KUR-APOTHEKE
mit Parkscheibe

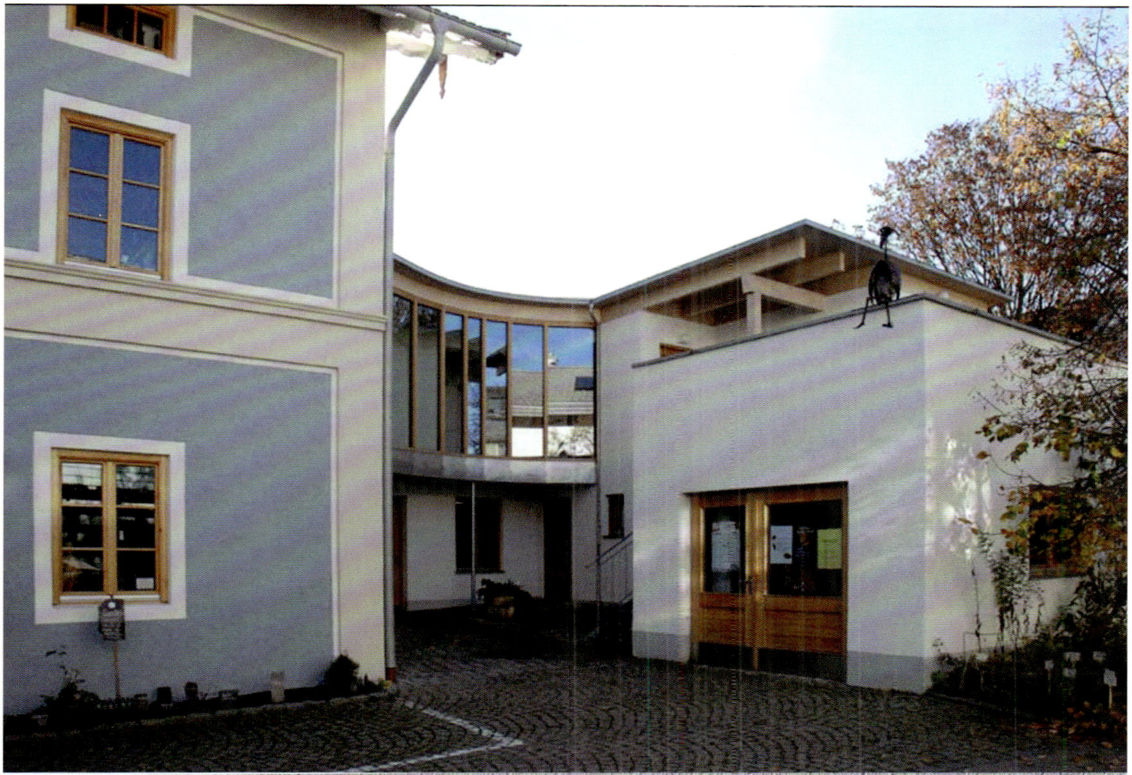

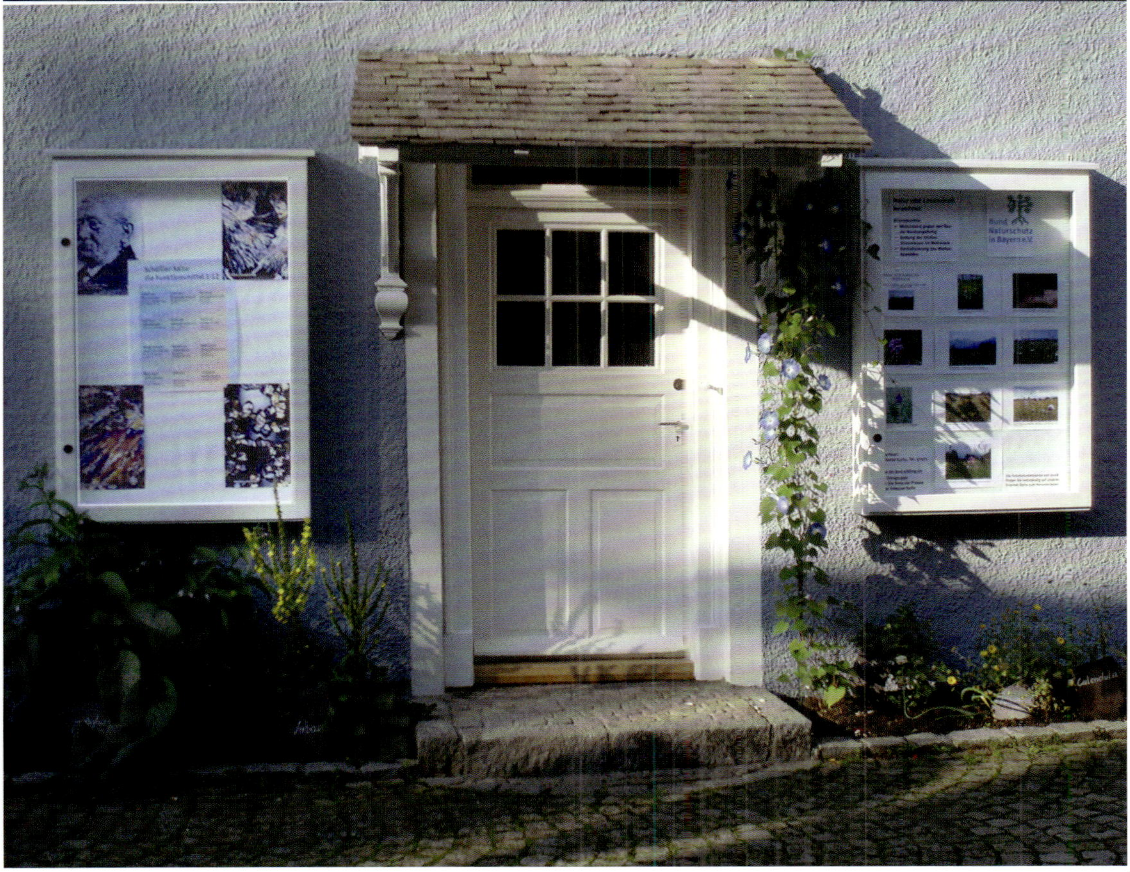
Bund
Naturschutz
in Bayern e.V.

VORBEMERKUNG

1. ABSCHNITT: KRANKHEITEN

Bewährte Einsatzgebiete für Naturheilmittel:

2. ABSCHNITT: REZEPTUREN

3. ABSCHNITT: HEILPFLANZEN

Eine kleine Auswahl in der Kur-Apotheke viel genutzter Pflanzen, die auch in der traditionellen bayrischen Volksheilkunde eine besondere Bedeutung haben und die in unserem Apothekergarten oder bei den Kräuterwanderungen zu sehen sind

ANHANG

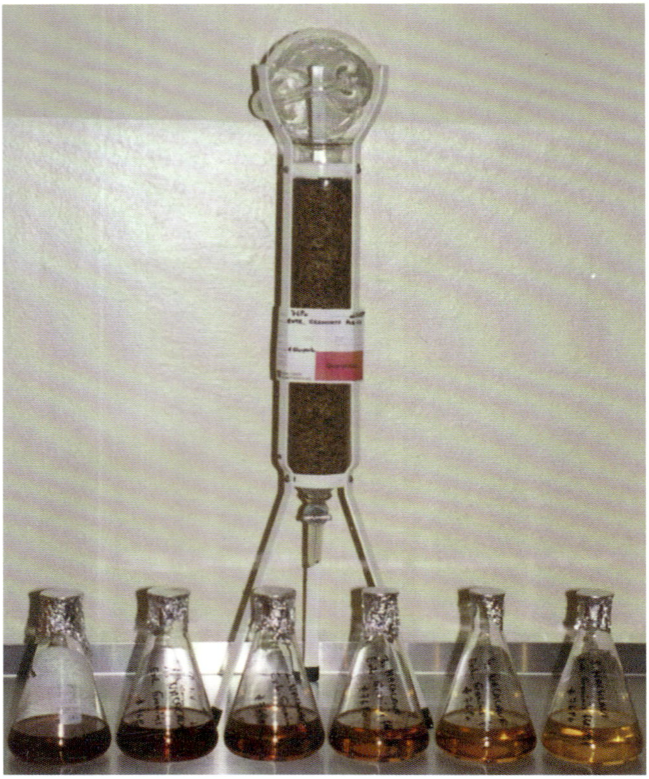

Herstellung von Fluidextrakten durch Perkolation im Kleinmaßstab in Fürth/Bayern

Artischockenanbau bei Höchstadt/Aisch in Mittelfranken

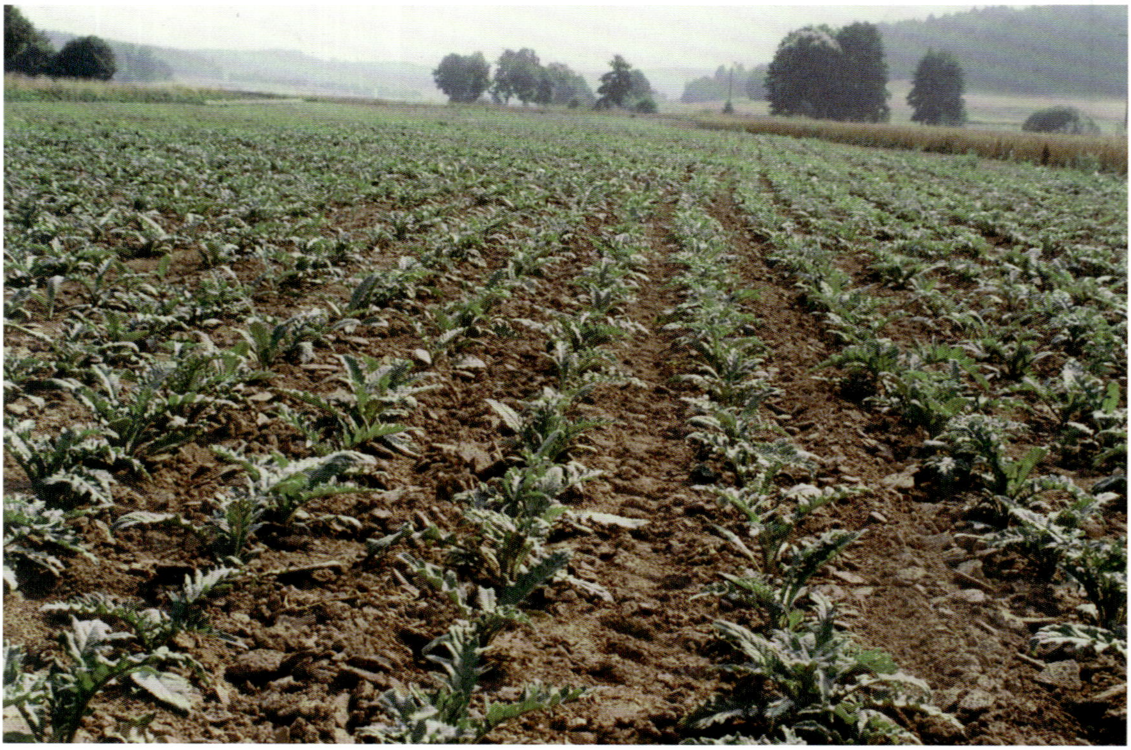

Herkunft der Ausgangsmaterialien: Soweit es sich um heimische oder bei uns kultivierbare Pflanzen handelt, stammen unsere Drogen und Auszüge bevorzugt aus Bayern und anderen deutschsprachigen Ländern (Schweiz, Sachsen usw.), oder zumindest aus den europäischen Nachbarstaaten. Sie entsprechen, soweit eine Prüfung möglich ist, den Anforderungen der gültigen Arzneibücher und der anerkannten pharmazeutischen Fachliteratur. Diese Qualitätsstandards der Apotheke garantieren einen hohen Wirkstoffgehalt und den bestmöglichen Schutz vor Schadstoffen (Pestizide, Schimmelpilze, Verunreinigungen und Verfälschungen).

Drogen im pharmazeutischen Sinn sind alle getrockneten Pflanzenteile (vom niederdeutschen drog = trocken), nicht nur die stark wirksamen und gefährlichen, die im allgemeinen Sprachgebrauch so bezeichnet werden.

Die einfachste Zubereitungsart aus der frischen oder getrockneten Pflanze ist der **Tee**, und zwar in den meisten Fällen als Heißwasser-Aufguss („Infus“) (1-2 TL pro Tasse überbrühen und 10 Min. bedeckt ziehen lassen). Schleimreiche Pflanzen (Eibisch, Malve) sollten besser kalt angesetzt („Mazerat“) und höchstens am Schluss erwärmt werden, damit die Schleimstoffe nicht verkleben. Nur besonders harte Pflanzenteile (Wurzeln und Rinden) werden gekocht, beispielsweise Blutwurz und Eichenrinde, um die Gerbstoffe möglichst vollständig zu extrahieren („Abkochung“).
Die Volksmedizin, auch der bekannte kräuterkundige Pfarrer Kneipp, kocht dagegen die meisten Pflanzen aus, ohne Rücksicht auf eventuelle Verluste von empfindlichen Inhaltsstoffen.

Ätherische Öle werden aus den Schalen der Zitrusfrüchte durch Pressung, sonst in der Regel durch Wasserdampfdestillation gewonnen. Es handelt sich dabei um die Duftstoffe der Pflanzen, flüchtige Öle, die sich gut mit fetten Ölen mischen lassen. Sie werden beispielsweise in der Aromatherapie eingesetzt.

Aromatische Wässer und Geiste (Spiritus, Alkohol-Wasser-Gemische) entstehen entweder durch Destillation, oder heute auch einfach durch Verschütteln ätherischer Öle mit der Trägerflüssigkeit. Als Beispiele seien genannt: Orangenblüten- und Rosenwasser, Korn- oder Wacholder-Branntweine.

Destillation ist ein Verfahren, bei dem Flüssigkeit verdampft und wieder kondensiert wird und dabei die flüchtigen Wirkstoffe mitnimmt. Bei empfindlichen Pflanzen geschieht dies mit durchströmendem Wasserdampf (Wasserdampfdestillation von Lavendel als Beispiel).
In der Volkssprache meinte man mit „Destillieren“ oft auch einfach das Gewinnen einer „Essenz“ durch Ansetzen in Alkohol und sprach vom „Brennen“, wenn man das tatsächliche Destillieren meinte.

Das bestbewährte und auch zur innerlichen Anwendung bestgeeignete Auszugsmittel für Pflanzen ist **Alkohol**. Die mit einer üblichen arzneilichen Dosierung aufgenommene Menge ist auch für Kinder bedenkenlos und liegt niedriger als die Menge Alkohol, die natürlicherweise in Apfelsaft, Bananen und anderen Früchten vorkommt oder bei der Vergärung von Zucker im Darm entsteht. Leider bevorzugen manche Anwender heute alkoholfreie Lösungen, die dann aber nicht ohne chemische Konservierungsmittel auskommen.

Besonders wirkstoffreiche alkoholische Auszüge sind die **Fluidextrakte**. Sie werden industriell mit einer speziellen Durchflusstechnik, der Perkolation, hergestellt. Verwendet wird bei uns beispielsweise der Kamillen-Fluidextrakt (1:1). Die Angabe 1:1 sagt aus, dass aus 1 Teil Pflanzenmaterial 1 Teil Extrakt entstanden ist, das heißt also, dass die Wirkstoffe genauso konzentriert vorliegen wie in der Pflanze selbst.

Als **Tinktur** bezeichnen die Arzneibücher den alkoholischen Auszug aus getrockneten Pflanzenteilen (Drogen). Im häufigsten Fall wird 1 Teil Droge mit 5 Teilen 70%igem Alkohol ausgezogen (z.B. Baldriantinktur), bei sehr stark wirkenden Pflanzen (Tollkirschentinktur) im Verhältnis 1:10. Der Ansatz muss „in gut verschlossenen Flaschen an einem vor unmittelbarem Sonnenlichte geschützten Orte bei Zimmertemperatur unter wiederholtem Umschütteln etwa 10 Tage lang stehengelassen werden. Alsdann wird die Flüssigkeit durchgeseiht, der Rückstand erforderlichenfalls ausgepresst und die Gesamtflüssigkeit nach dem Absetzen filtriert, wobei eine Verdunstung der Flüssigkeit möglichst zu vermeiden ist“ (DAB6).

Demgegenüber setzt die Volksmedizin ihre Essenzen, Extrakte und Tinkturen lieber in Kornbranntwein an und stellt sie warm oder noch lieber an die Sonne, um durch das Sonnenlicht mehr Kraft in den Ansatz zu bringen. Genauso werden Ansätze in Wein gemacht, die jedoch nicht lange haltbar sind.

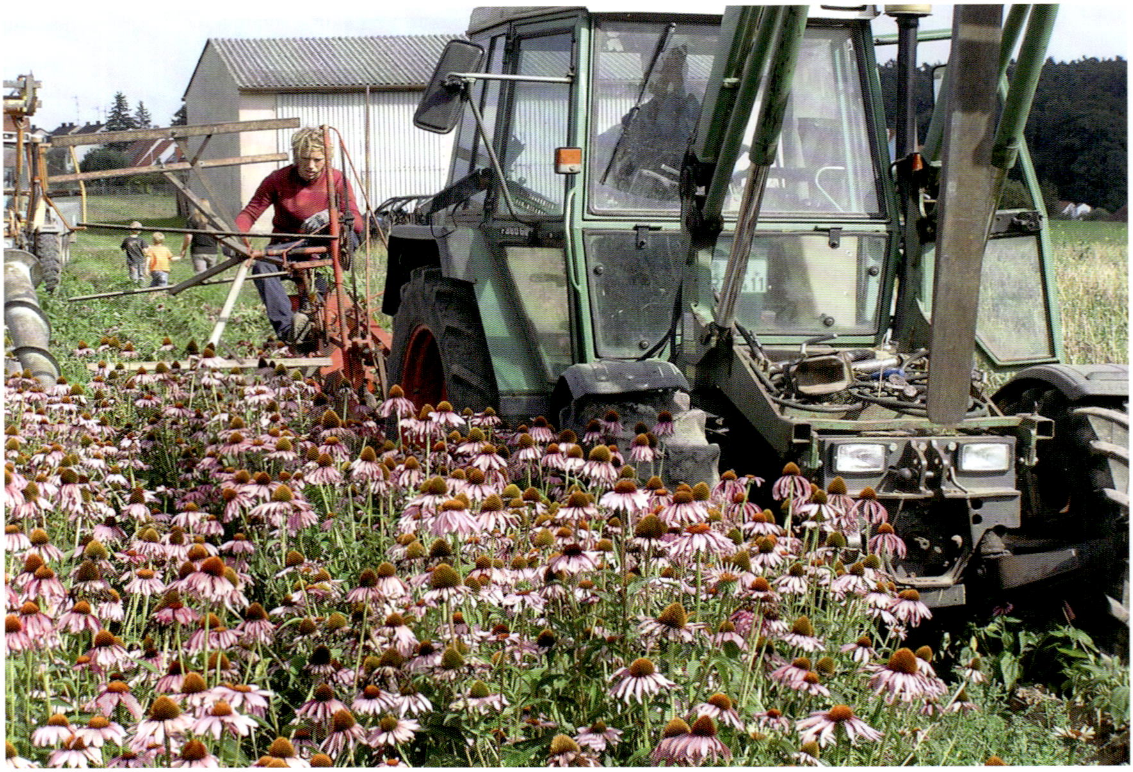

Echinacea-Ernte am Berghof, Heilsbronn in Mittelfranken

Salbeifeld der Bombastus-Werke in Freital/Sachsen

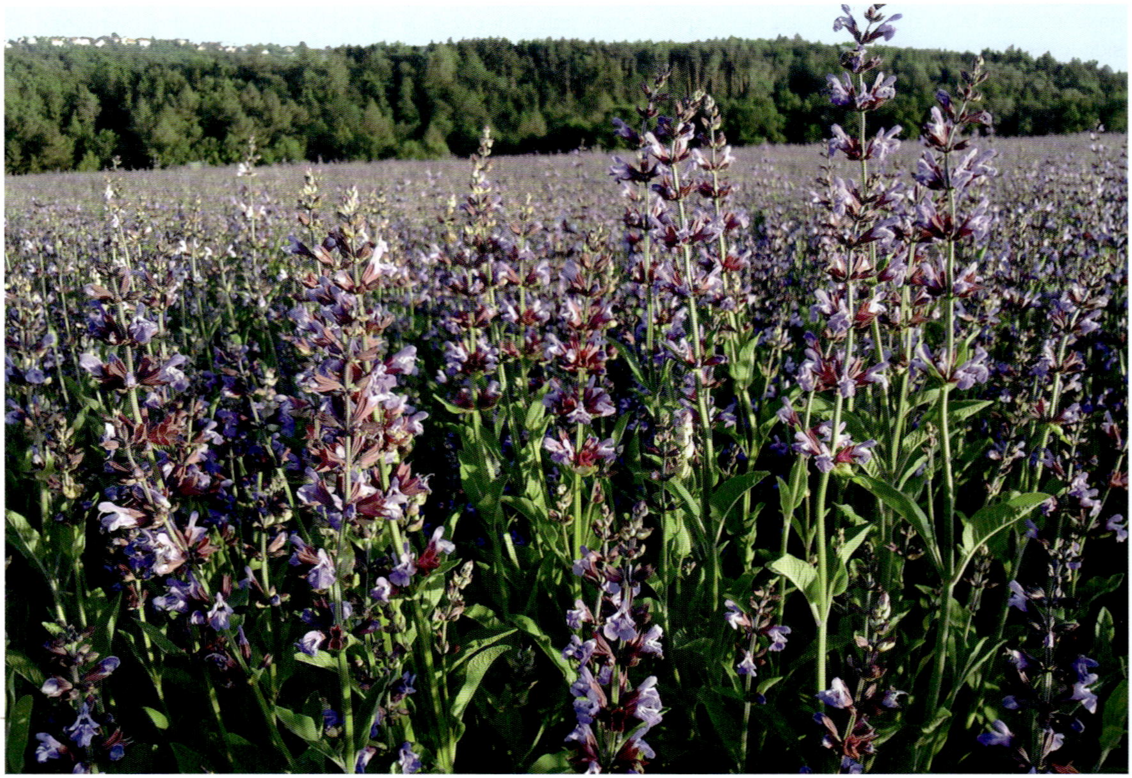

Für die **Urtinktur** (Tinctura materna, abgekürzt TM) dagegen nimmt man, wo immer möglich, die saftreiche Frischpflanze. Man presst sie aus oder zerkleinert sie z.B. im Fleischwolf und setzt sie dann mit Alkohol an. Die nötige Menge Alkohol muss jeweils gemäß dem Saftgehalt exakt berechnet werden, und der Prozentgehalt des Alkohols richtet sich nach der Beschaffenheit der Pflanze und ihren bestimmenden Inhaltsstoffen. Nur trockene saftlose Wurzeln und Hölzer setzt man wie die oben beschriebenen Tinkturen (1:10) an. Die Urtinkturen nennt man auch "Homöopathische Urtinkturen", weil sie als Ausgangsmaterialien der Homöopathie dienen, obwohl sie selbst noch nicht homöopathisch sind, sondern einfach konzentrierte Frischpflanzenauszüge.
Einige wenige Urtinkturen machen wir selber, die anderen bekommen wir von Spezialherstellern in Bayern, Österreich, der Schweiz, Rumänien und Holland.
Zur Dosisfindung bei homöopathischen Urtinkturen: Für Homöopathen genügen in der Regel 3-7 Tropfen (homöopathische Standard-Dosierung 3xtgl. 5 Tropfen) zur Erreichung der gewünschten feinstofflichen Wirkung (siehe bei Kalbermatten). Phytotherapeuten (z.B. Zizmann und Karl) nehmen bei harmlosen Tinkturen größere Mengen, um den Effekt der bekannten Pflanzeninhaltsstoffe besser auszunützen (meist 3xtgl. 20-30 Tropfen).

Ölmazerate, z.B. aus Arnika oder Ringelblume, werden in der Regel aus den getrockneten Pflanzen und Olivenöl (historischer Name Baumöl) oder einem anderen fetten Öl (Mandel usw.) gemacht und dienen zur äußerlichen Anwendung.
Ausnahme ist das Johanniskrautöl. Es muss aus der Frischpflanze angesetzt und mit dem Öl in die Sonne gestellt werden, weil sich der bekannte rote Wirkstoff erst bei einem Gärungsvorgang bildet. Die Gefahr ist groß, dass aus dem Öl herausragende Pflanzenteile zu schimmeln anfangen, deshalb regelmäßig kontrollieren. Nach dem Abpressen bildet die Restfeuchtigkeit des Pflanzenmaterials einen schleimigen Bodensatz, der durch wasserfreies Natriumsulfat, ein Trocknungsmittel aus der Apotheke, gebunden und durch Abgießen des Öls entfernt wird.
Die Volksmedizin überträgt dieses für das Johanniskraut notwendige Verfahren auf alle Pflanzen, nimmt also am liebsten Frischpflanzen, stellt die Ansätze in die Sonne und erwartet dadurch kraftvollere Produkte. Tatsächlich kann es mit dieser Methode aber leicht zu Zersetzungen und Schimmelbildung kommen.

Aus 3 Teilen Ölmazerat, vorsichtig im Wasserbad erwärmt, und 1 Teil Bienenwachs, im Wasserbad bei 70°C geschmolzen, lässt sich eine Salbe anfertigen, wobei man sehr sorgfältig bis zum Erkalten rühren muss, damit sich keine Klumpen bilden. Solche **Wachssalben** haben nicht nur in der Apothekentradition, sondern auch in der mediterranen Volksmedizin einen hohen Stellenwert. Nach diesem Prinzip entstehen bei uns die Ayblinger Wundsalbe und die Katzenpfötchen-Salbe.

Salben oder „Schmieren" der traditionellen bayrischen Volksmedizin wurden mit **Schweineschmalz** oder auch mit dem Schmalz edlerer Tiere (Bär, Dachs, Hirsch, Gämse usw.) gemacht. Das jeweilige Tier sollte auch etwas von seiner Kraft zur Salbe beisteuern, beispielsweise die Gämse ihre gute Beweglichkeit. Schweineschmalz war in guter pharmazeutischer Qualität immer in der Apotheke vorrätig, fast geruchlos und sehr hautfreundlich, ist aber neuerdings leider in der Apotheke nicht mehr erhältlich. Wegen der besseren Haltbarkeit zieht man heute für den Hausgebrauch Wollwachsalkoholsalbe (Eucerin) oder Vaseline vor.
Man schmilzt die jeweilige Salbengrundlage im Wasserbad, gibt so viel wie möglich vom frischen oder getrockneten Pflanzenmaterial (z.B. Ringelblumen) in die Schmelze, mischt und erhitzt kurz, lässt abkühlen und bis zum nächsten Tag stehen. Dann wird die Salbenmasse noch einmal im Wasserbad geschmolzen und durch ein mit Mull ausgelegtes Sieb abgeseiht.

Gegenüber den sehr fetten Salben sind **Cremes und Lotionen** Emulsionssysteme, die zum Zusammenhalt einen Emulgator benötigen. Die Cremes der Naturkosmetik werden durch Zusammenrühren einer Fettphase und einer Wasserphase im Wasserbad bei 70°C und anschließendes sorgfältiges Kaltrühren angefertigt. Eine Lotion („Körpermilch") ist dünnflüssiger und enthält geringere Mengen an fetten Substanzen. Gute Rezepte für Naturkosmetik zum Selbermachen stehen bei Stephanie Faber und Jean Pütz
Auch die Volksmedizin kennt Cremes und Lotionen. Die bekannteste Creme ist die Butter, die bekannteste Lotion die Milch. Beide enthalten den natürlichen Emulgator Lecithin.
Aus Butter wird beispielsweise die „Ringelrosenbutter" gemacht (Maria Treben), und frische Kuhmilch diente sogar als Lotion für entzündete Augen (Most 1843).
In den alten volkstümlichen Rezepten kommen überwiegend Geißmilch und Ziegenbutter vor.

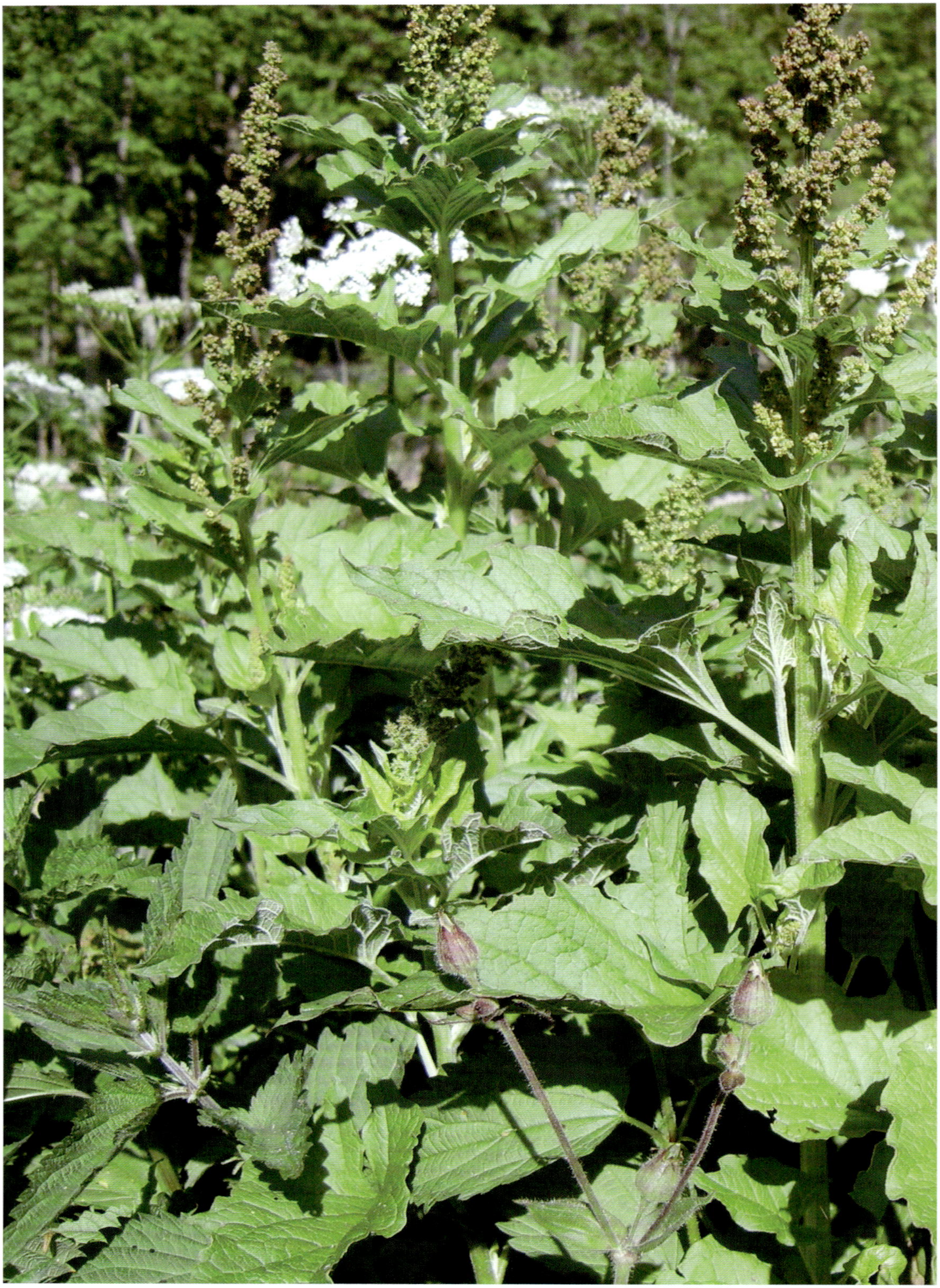

Bletschn von der Alm für Wundauflagen

Historisches über die volksmedizinischen Zubereitungsformen (zitiert aus Höfler, Bad Tölz 1888):

Es ist hier vielleicht die Gelegenheit, von der volksthümlichen Zubereitung der verschiedenen Pflanzen und Heilkräuter zu sprechen. Die hiesige Bäuerin, die Sennerin, der Holzer, der Wildschütz etc. kocht seine heilsamen Pflanzen zu innerlichem Gebrauche in der Regel „in der guten Milch"; zu äußerlichem Gebrauche dämpft er dieselben „mit gutem Schmalz" („Aufschmalzen", „in Schmalz aufbrennen"); es ist dies bedeutsam, weil das Kochen der Milch und das Rösten mit Butter oder saurem Rahm jedenfalls älter ist als das Sieden in Honig, Wasser oder Essig; die selteneren, wässerigen Infusionen sind sicher die jüngere Zubereitungsweise; noch jünger und mittelalterlichen Datums ist die Destillation mittelst Wein oder Schnaps (Essenzen, Geist, Tincturen etc.).

Das Kochen der Speisen mittels Wasser ist heute noch vielen Völkerschaften unbekannt ... wie noch heute in der Küche des Bauern unserer Gebirgsgegend. Die Milch der Thiere war überhaupt das, was von der fürsorglichen Mutter für die Kinder zuerst gekocht wurde und bei den Heilmitteln sich auch am längsten als Abkochungs- und Ausziehmittel im Volke erhielt.

Eine weitere Zubereitungsart ältester Form für Medikamente ist das Backen derselben in Brodteig, wobei der geistige Theil des Medikamentes in den Brodteig durch Erhitzen übergeht und nach dem Erkalten nicht selten in Tropfenform sich vorfindet. Dies ist z.B. der Fall bei den Ameisen, den Regenwürmern, und die gleiche Prozedur und Wirksamkeitsglaube lag wohl dem Einschlagen der hochheiligen Antlaß-Eier, Ostaras-Eier, der geweihten Hollerblühe, der Brennessel, der geweihten Birne (Klötzenbrod) in Brodteig zu Grunde.

Die verschiedenen „Bletschen", d.h. die großen, breiten, stark gerippten Blätter von Chenopodium bonus Henricus (Guter Heinrich), Rumex alpinus (Alpen-Ampfer), Floderbletschen, Butterbletschen, werden ohne weitere Zubereitung auf der rauhgerippten Unterseite auf leidende, heiße Hautstellen (Erysipelas, Glochfeuer, Podagra-Anschwellung, Phlegmonen, selbst auf Ascites-Leib etc.) gelegt; sie sind sehr kühlend (selbst im warmen Sommer z.B. erhält sich in ihnen die ungesalzene Butter sehr frisch und fest).
Zum „Aufzeitigen" eines Abscesses, als „Zug" wird ein solches Floderbletschenblatt, das vor den Almhütten in Unzahl wächst, mehrmals eingerollt und auf die Kohlenglut gelegt, bis sie „schwitzen", und dann recht heiß, aber noch schwitzend auf die schmerzhafte abscedierende Stelle gelegt; eine Anwendungsweise, welche von vielen Sennern und Hirten wegen ihrer schmerzerleichternden Wirkung sehr gerühmt wird.

1. Abschnitt: Krankheiten

Bewährte Einsatzgebiete für Naturheilmittel

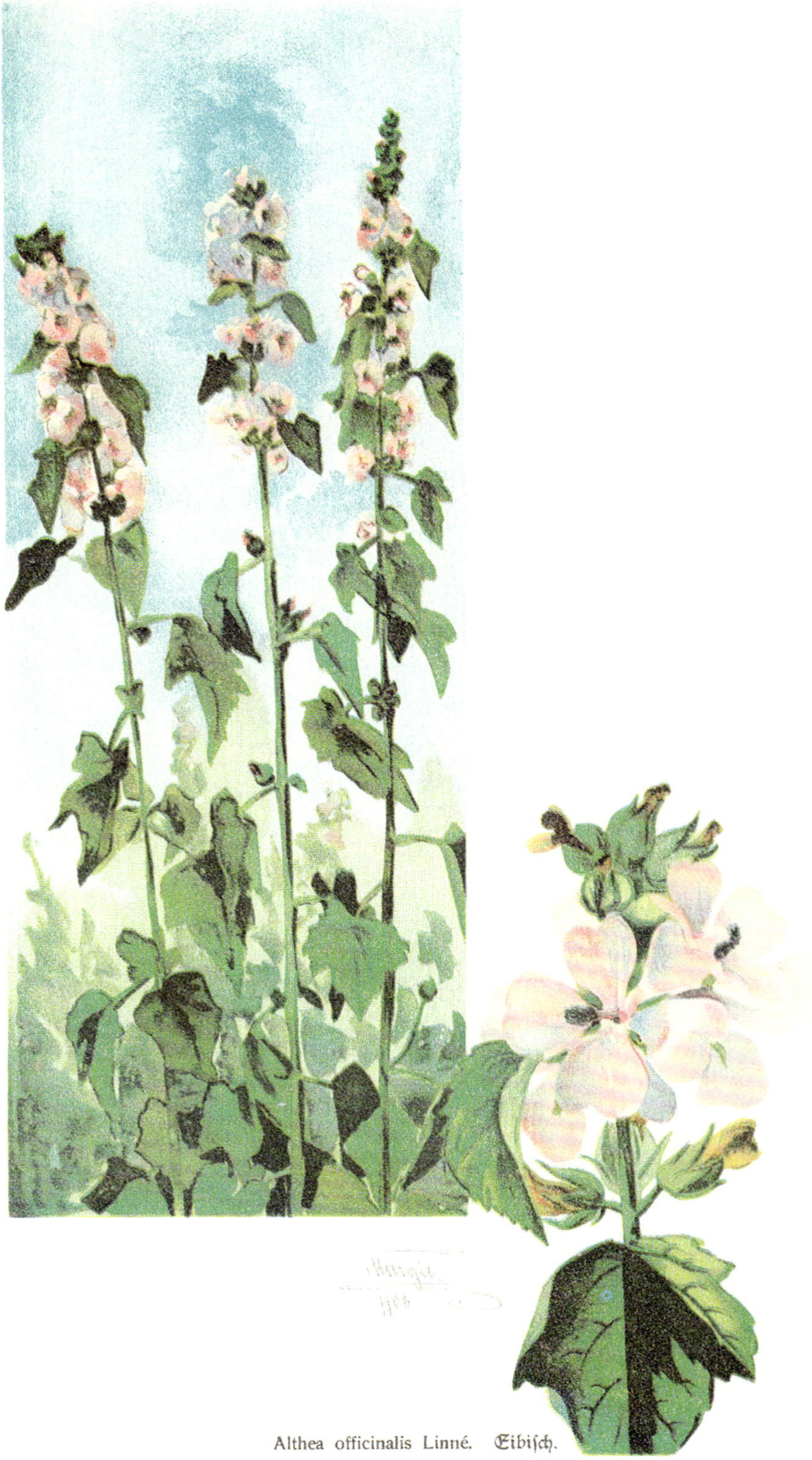

Althea officinalis Linné. Eibisch.

Europa auf Feldern und Wiesen. Verwendet werden die Wurzeln und Blätter.

1.1 Atemwege

(Husten, Bronchitis, fieberhafte Entzündungen)

Bei oben genannten Erkrankungen werden gerne folgende Heilpflanzen verwendet: Thymian/Quendel, Salbei, Spitzwegerich, Kamille, Pfefferminze, Fichtennadeln/Latschenkiefer, Engelwurz/Brustwurz, Isländisch Moos/Bartflechte, Malve/Eibisch, Huflattich, Süßholz, Schlüsselblume, Efeu, Andorn, Wollblumen (Königskerze), Sonnentau, Anis/Fenchel, Sonnenhut (Echinacea), Pelargonienwurzel, Zistrose, Senf
Dabei nutzt man vor allem folgende Eigenschaften der Pflanzen:

1. **keimhemmend, schleimlösend und entkrampfend** durch ätherische Öle (Thymian, Salbei, Nadelöle ...)
2. **auswurffördernd** durch Saponine oder Bitterstoffe (Efeu, Schlüsselblume, Süßholz, Andorn ...)
3. **reizlindernd und schleimhautschützend** durch Schleimstoffe (Malve/Eibisch, Isländisch Moos ...)
4. **hustenreizdämpfend** (Sonnentau)
5. **entzündungshemmend** (Kamille, Mädesüß)
6. **schweißtreibend und fiebersenkend** (Holunder- und Lindenblüten)
7. **abwehrsteigernd** (Sonnenhut, Pelargonienwurzel, Zistrose)
8. **durchblutungsfördernd und ableitend** (Senf)

Einige Giftpflanzen werden in homöopathischer Form verwendet: Eisenhut, Tollkirsche, Zaunrübe

Die Kur-Apotheke empfiehlt besonders folgende Rezepturen:

Erkältungstee, Brusttee, Bronchitistee
Eibischtee oder Isländisch Moos bzw. Bartflechte zur Reizlinderung durch Schleimstoffe
Wiener Eibischteig

Thymian-Hustensaft pur bei jeder Art von Husten, auch bei Keuchhusten
Thymian-Hustensaft mit Schlüsselblume als Löser bei festsitzendem Husten
Thymian-Hustensaft mit Eibisch bei trockenem Reizhusten
Eibischsaft, pur oder in Kombination mit Spitzwegerich und Fenchelhonig
als zuckerfreie Alternativen: Thymian-Hustentropfen, Wollblumen-Hustentropfen,
Reizhusten-Tropfen mit Spitzwegerich, Thymian und Sonnentau

Zistrosentee, Zistrosentinktur, Zistrosen-Rachenspray

Homöopathische Infektabwehr-Tropfen oder -Globuli
Baby-Fieber-Globuli
Halsweh-Globuli, Heuschnupfen-Globuli, Reizhusten-Globuli, Schnupfen-Globuli

Echinacea-Preßsaft und Pelargonienwurzel-Urtinktur, eventuell auch gemischt, für die Abwehrkräfte
Propolis-Tropfen, am besten auf Butterbrot zu nehmen, ebenfalls zur Infektabwehr
Pelargonien-Mischpulver nach Hildegard von Bingen

Vitamin C, auch in magenfreundlicher Form erhältlich (Calciumascorbat-Pulver)
Acerola-Taler, Vitamin C + Zink Depot-Kapseln
Schwarzkümmelöl-Kapseln

Inhalieren mit der Dampfbad-Kräutermischung, Nasenspülungen mit synth. Emser Salz
Brustbalsam, „Wertvolle Öle“ und Erkältungsbad mit sehr viel an ätherischen Ölen (deshalb nicht für Kinder in den ersten zwei Lebensjahren geeignet)
Engelwurzbalsam und Thymian-Myrte-Balsam nach Hebamme Stadelmann für Säuglinge

Ausgewählte Rezepte für Erkältungskrankheiten aus der Volksmedizin

Viel trinken wirkt schleimlösend und fiebersenkend. Außer den bekannten Kräutertees tut auch ein säuerlicher Apfeltee gut. Man schneidet Reinettenäpfel in Stücke und gießt heißes Wasser auf. Früher galt bei allen Fiebern mit starker Hitze Weinessig, mit kaltem Brunnenwasser vermischt, als gutes Getränk. Mit Essigwasser getränkte Tücher im Raum aufhängen erleichtert die Atmung (aus Hufeland 1847: Hausarzneimittel).

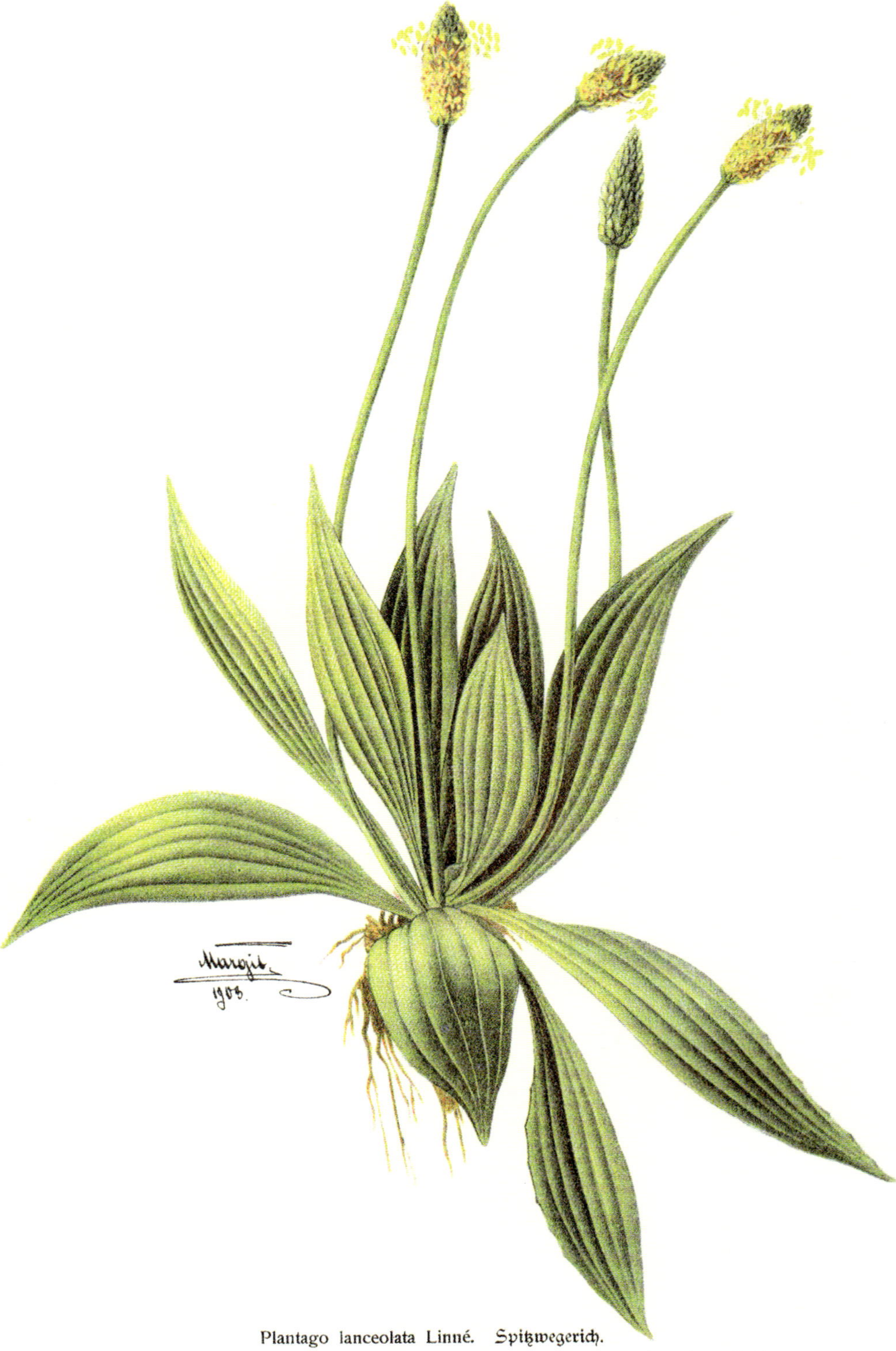

Plantago lanceolata Linné. Spitzwegerich.

In Europa auf Wiesen und Heiden gemein. Verwendet werden die Blätter, dieselben liefern auch als Speise einen guten Spinat.

Tannwipfel-Sirup: ca. 1 Liter junge frische Triebspitzen von Kiefer, Latschenkiefer, Fichte oder Tanne werden mit 1 Liter Wasser langsam zum Kochen gebracht und zugedeckt zwei Tage nicht zu warm stehen gelassen, danach abgeseiht. Man fügt nun etwa 500g Honig (am besten Waldhonig) - notfalls auch Zucker - zu, sowie 1-2 TL Zitronensaft, kocht noch einmal kurz auf und füllt heiß in kleine Flaschen (aus Hollerbach: Kraut und Unkraut zum Kochen und Heilen)

Spitzwegerich-Sirup: Man legt die gewaschenen Blätter mit Rohrzucker schichtweise in ein Gurkenglas und presst alles fest zusammen. Über Nacht setzt sich die Masse. Am nächsten Tag werden die Schichten wiederholt, bis nichts mehr in das Glas hineingeht. Man vergräbt es an einer geschützten Stelle im Garten. In der gleichmäßigen Erdwärme entsteht ein Sirup (NB: oberirdisch würde der Ansatz durch ständige Temperaturwechsel und Kondenswasserbildung schimmeln). Nach drei Monaten gräbt man das Glas wieder aus, presst den Saft durch eine Frucht- oder Kartoffelpresse, kocht ihn einmal auf und füllt ihn in Flaschen (Maria Treben).

Schneckensirup: Man legt rote Nacktschnecken schichtweise in ein Glas. Darüber kommt eine Schicht Zucker. Die Menge des Zuckers soll die Menge der Schnecken übersteigen. Dann wieder eine Schicht Schnecken und Zucker im Wechsel. Der Zucker löst die Schnecken nahezu auf. Am 2. Tag wird das Ganze durch ein Sieb gelassen, der langsam durchlaufende Sirup mit 30%igem Alkohol versehen und ist gebrauchsfertig. Der Sirup soll gut zu nehmen sein (aus: Sachranger Hausmittel). In der Apotheke wurde bis in die Gegenwart ein fertiger Sirup aus Weinbergschnecken verkauft.

Rettichsaft: Von einem schwarzen Münchner Bierrettich den „Deckel" abschneiden, aushöhlen, mit Honig oder braunem Kandiszucker füllen und Deckel wieder aufsetzen. Nach einigen Stunden ist der Saft fertig. Genauso lässt sich auch mit Zwiebeln ein Hustensaft bereiten.

Holunder-Saft: 1 Liter entstielte Beeren mit ¼ Liter Wasser aufkochen, zerdrücken, durch ein Tuch abseihen und ausdrücken (Handschuhe!). Pressrückstand nochmals mit ¼ Liter Wasser und dem Saft von ½ - 1 Zitrone aufkochen, abseihen und gründlich auspressen. Nach Geschmack etwa 1 Tasse Zucker zufügen, die vereinigten Säfte nochmals aufkochen und noch heiß in saubere kleine Flaschen abfüllen und verschließen (aus Hollerbach: Kraut und Unkraut zum Kochen und Heilen). Der Saft wird auch mit Apfelmost oder mit einem Stückerl Butter versetzt getrunken (aus: Sachranger Hausmittel).

Latschenkiefer-Bad: Man zerkleinert eine Handvoll Nadeln und gibt diese in 1 Liter Wasser. 10 Min. lang kochen, den Kochdeckel aber erst über der Badewanne öffnen. Den Sud ins Badewasser geben. Beim Baden tief einatmen. Hilft gegen Bronchitis (aus: Sachranger Hausmittel).

Essig-Wadenwickel bei hohem Fieber: Einen Schuss Essig mit etwas lauwarmem Wasser verdünnt in eine Schüssel geben, einen Lappen eintauchen und um die Waden wickeln, mit einem Frotteehandtuch nochmals umwickeln. Wechseln, wenn man spürt, dass das Tuch warm wird. Diesen Vorgang 3x wiederholen (aber nur bei warmen Füßen machen) Bei Kleinkindern kann man auch Söckchen eintauchen und anziehen (aus: Sachranger Hausmittel). Über Wickeltechniken kann man bei Dr. Stellmann und in den Büchern von Kneipp viel lesen.

Kartoffel-Strumpf bei Halsschmerzen: Kartoffeln kochen, heiß in einen Wollstrumpf füllen, zerdrücken und so heiß, wie man es aushalten kann, um den Hals wickeln. Ein Handtuch drüber legen, Ruhe geben (aus: Sachranger Hausmittel). Ebenso machte man warme Breiumschläge (Köchel) von Semmel und Milch und legte sie bei Stickhusten auf die vordere Seite des Halses (aus Osiander 1826: Volksarzneymittel).

Topfen-Wickel bei Bronchitis: zimmerwarmen Topfen (Quark) 1cm dick zwischen zwei Tücher streichen und diese Packung dem Kind um Brust und Rücken wickeln. Für mindestens eine Stunde oder sogar über Nacht liegen lassen. Der Wickel muss sich innerhalb von 10 Min. erwärmen, andernfalls wieder abmachen!

Für den Catarrh salbe den Kindern die Brust mit ungesalzener Butter oder wasche ihnen die Füße mit warmem Bier (Pater Odilo Schreger in Schwandorf 1776).

Schweinefett-Wickel bei starker Bronchitis oder trockenem Husten: Schweinefett auf einen Lappen streichen, diesen am Ofen erwärmen und so warm auflegen, wie man es verträgt. Manche nehmen stattdessen Salatöl (aus: Sachranger Hausmittel). Andere kochen kleingehackte Zwiebeln im Schweineschmalz zur "Zwüflschmier". Sehr reines und fast geruchloses Schweinefett bekommt man heute nicht mehr in der Apotheke, aber in guten Metzgereien.

Zwiebelsäckchen: kleingehackte Zwiebeln in einem Waschlappen o.ä. legt man bei Ohrenweh auf (Tipp von Heilpraktikerin Christa Schäffler, Bad Aibling).

Senfwickel und -fußbäder: Senfmehl aus der Apotheke (100g) mit lauwarmem Wasser zu einem dicken Brei verrühren, in Leinwand verpackt etwa 10 Min. als Brustwickel auflegen, dann gut abwaschen.
Für ein Fußbad 1-2 EL Senfmehl mit warmem Wasser anrühren, dann heißes Wasser zugießen, sodass 37°C erreicht werden (Empfehlung von Dr. Stellmann).

Asthmakräuter zum Rauchen (Huflattich, Salbei u.a.) werden in vielen alten Büchern empfohlen, allein oder mit Tabak vermischt, andererseits ist nach heutiger Überzeugung bei allen Erkrankungen der Atemwege das Rauchen strikt verboten.

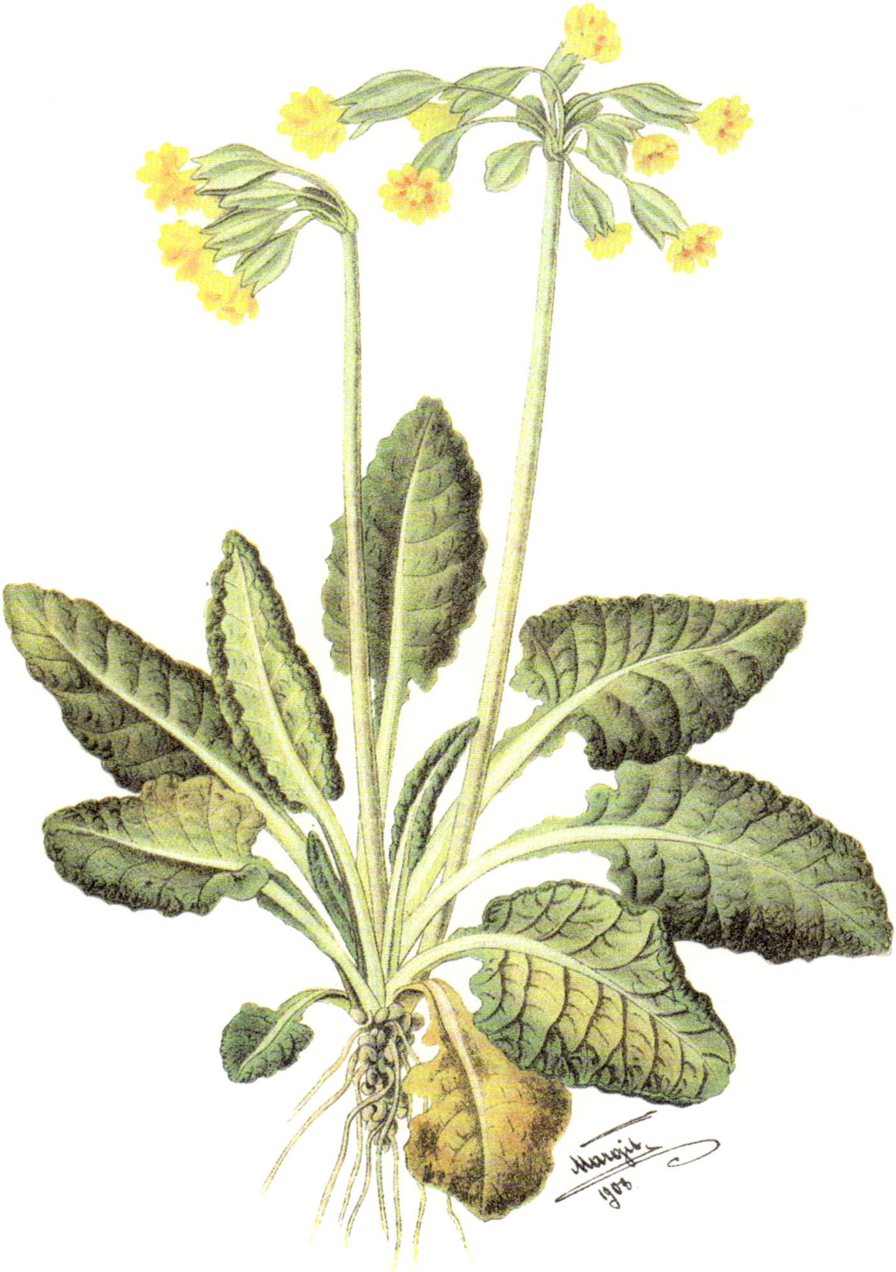

Primula officinalis Linné. Himmelschlüssel, Schlüsselblume.
In Europa in Laubwäldern und auf Wiesen. Verwendet werden die Blüten.

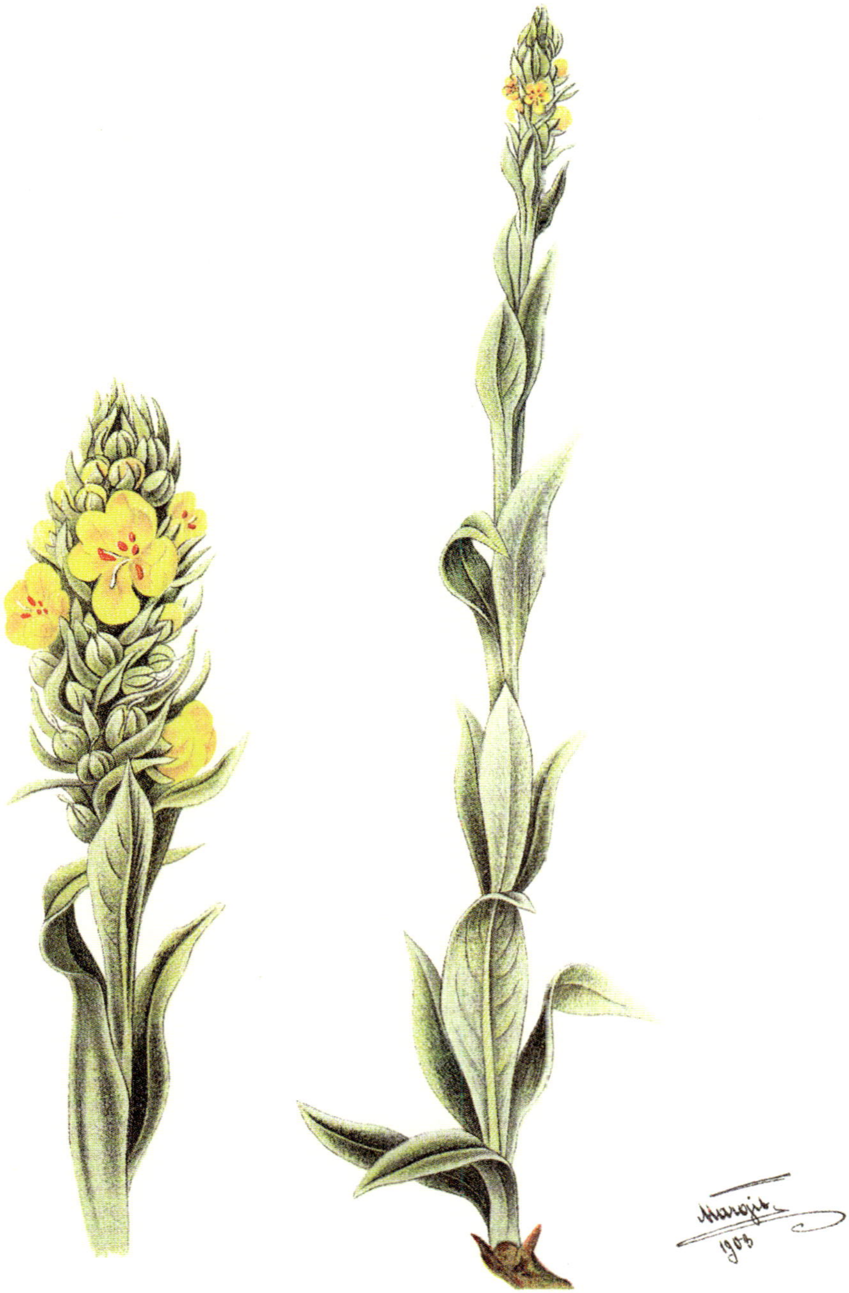

Verbascum Schraderi Meyer. Himmelbrand, Wollkraut.

In ganz Europa an sterilen, sonnigen Orten gemein. Verwendet werden die Blüten.

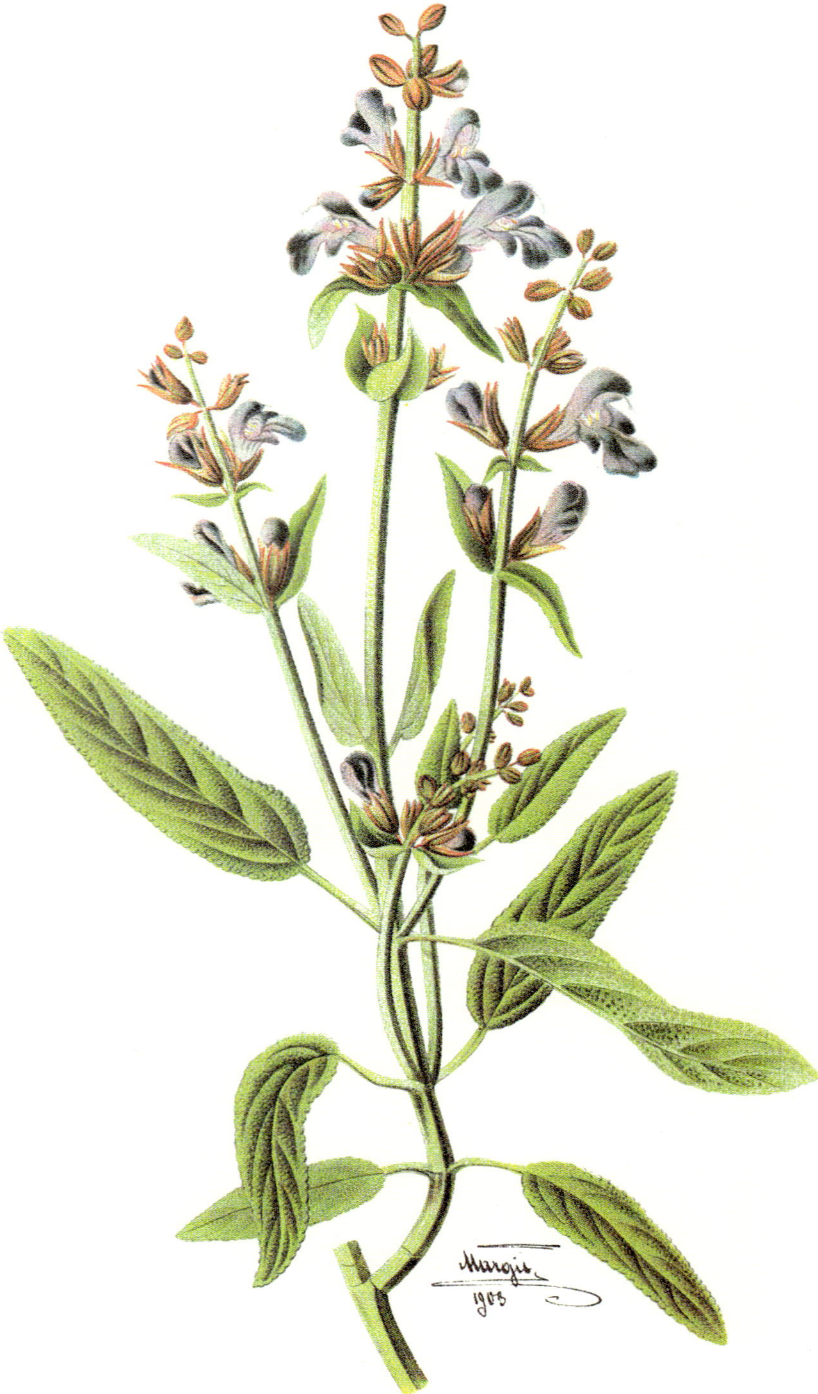

Salvia officinalis Linné. Salbei.

In den südeuropäischen Küstengebieten in Felsen. Auch in Gärten kultiviert. Verwendet werden die Blätter.

1.2 MUND-RACHEN-RAUM

(Zahnfleisch- und Rachenentzündungen, Mundtrockenheit, Zahnungsbeschwerden, Lippenherpes)

Bei Entzündungen im Mund-Rachen-Raum bewirken pflanzliche Mittel eine Reinigung der infizierten Schleimhaut, Schmerzlinderung, bessere Durchblutung und raschere Abheilung. Zum Einsatz kommen Pflanzen mit **Gerbstoff, Schleim, ätherischem Öl und Harz**. Bewährte Heilpflanzen sind: Blutwurz, Myrrhe, Salbei, Thymian, Ringelblume, Arnika, Kamille, Heidelbeeren, Eibisch, Malve, Melisse, Zistrose.

Bewährte Rezepturen der Kur-Apotheke

Spülungen mit Salbei-, Malven- und Kamillentee bzw. mit verdünnter Arnika- oder Ringelblumentinktur
Zahnfleisch-Pinselung aus Blutwurz und Myrrhe
Mund-Rachen-Tropfen (mit Salbei, Kamille, Thymian, Blutwurz, Odermennig, Gewürznelken)
Heidelbeerabkochung mit 10% Blutwurz-Tinktur als Mundbad, 10 Min im Mund behalten
Salbei- und Kamillen-Fluidextrakt, zu gleichen Teilen gemischt, 20-30 Tropfen auf ein Glas Wasser zum Gurgeln, oder Kamillen- und Arnikatinktur im Wechsel
Zistrosen-Rachenspray
Zähneputzen mit Hahnemanns Zahnpulver aus Holzkohle und Pflanzenwurzel, homöopathieverträglich
Propolistinktur oder -salbe bei Lippenherpes, evtl. mit einem Zusatz von Melissen-Fluidextrakt
Bei Mundtrockenheit: Eibischwurzel-Tee oder andere Pflanzen mit Schleim oder Bitterstoffen, z.B. Isländisch Moos oder Bartflechte, Enzian oder Bitterklee
Bei Mandelentzündung: unsere Halsweh-Globuli

Bei Zahnungsbeschwerden: unsere Zahnungs-Globuli und eine Veilchenwurzel (Iriswurzel) zum Kauen

Aus der Volksmedizin alter Zeiten

Bei **Heiserkeit** löste man ½ TL Salz und 1-2 TL Honig in einem Glas mit lauwarmem Wasser und gurgelte damit (aus: Sachranger Hausmittel). Oder man nahm 6 Teile Wasser, 1 Teil Weinessig und 1 Teil Honig (Paulitzky 1842). Früher war Sauerhonig (z.B. Oxymel simplex Pharm. Bavarica 1856) sogar in jeder Apotheke vorrätig. Pater Schreger (1776) empfahl bei Heiserkeit Eidotter mit Zucker gemischt.
Zum **Gurgeln** wurde Holunderblütentee entweder mit Milch gemischt oder mit einigen Tropfen Essig versetzt (Hufeland 1847). Auch Milch, worin Feigen abgekocht, oder Ziegenmilch mit Honigkuchen wurden zum Spülen und Gurgeln bei Entzündungen und Geschwulsten im Hals verwendet (Osiander 1826).

Bei **Zahnweh** spülte man den Mund mit möglichst kaltem Wasser und legte eine kalte Kompresse oder ein warmes Kräuterkissen auf die Wange, je nachdem, ob Kälte oder Wärme besser vertragen wurde. Man kaute Tabak, um die Speichelabsonderung zu vermehren, nahm Knoblauch, Zwiebel, Pfeffer oder warmes Öl in den Mund und steckte Gewürznelken in den hohlen Zahn (Hufeland 1847). Man verrieb etwas Schießpulver mit Salz und brachte es auf den schmerzenden Zahn auf (Pater Schreger 1776). „Huafbletschn" (Huflattichblätter) wurden mit der weißen Unterseite gegen Zahnschmerz über's Wang (auf die Wange) gelegt (Höfler 1888).

Zum **Zähneputzen** nahm man Holzkohle, Seife, Asche und gepulverte aromatische Pflanzen (z.B. Zimt und Nelken), rieb die Zähne mit frischen oder in Wein getauchten Salbeiblättern und kaute bei Zahnfleischbluten Tabak. Blutwurzpulver ist ein bei Zahnfleischbluten allgemein bekanntes Zahnputzmittel.
Brombeerblätter (gerbstoffreich) in Wein gesotten (auch Rotwein ist gerbstoffreich), den Mund damit gewaschen, machen die losen Zähne fest und säubern den faulen Mund (Dörler: Alt-Tiroler Naturapotheke).
Die schwarzen Zähne weiß zu machen, stoß Salz und Weinstein (Vorsicht: nicht mit Weinsäure verwechseln!) oder Bimsstein zu Pulver und reibe alle Morgen und Nachts die Zähne damit. Oder brenne Brotrinde und etwas Bimsstein, stoß es zu Pulver und reibe die Zähne damit (Pater Schreger 1776).

Gegen **übelriechenden Atem** kauten die Griechinnen Mastix (die Grundmasse des natürlichen Kaugummis). Osiander empfahl Pillen aus Holzkohle und Gummi arabicum zu schlucken, Rosmarintee zu gurgeln, Petersilie zu essen, eine Zitronen- oder Orangenscheibe zu kauen, Pfefferminzplätzchen oder überzuckerten Kalmus bzw. Ingwer in den Mund zu nehmen (Osiander 1826).

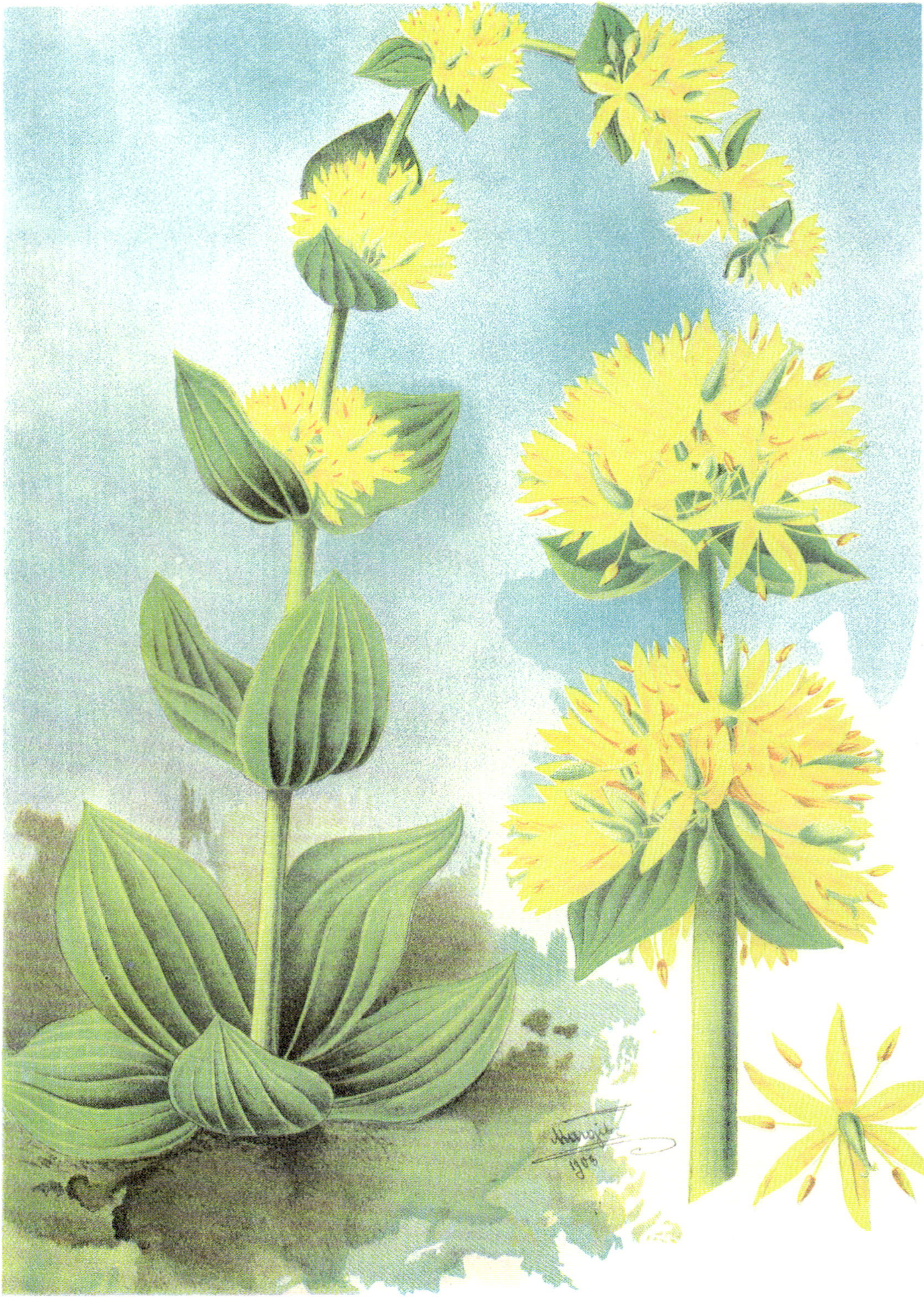

Gentiana lutea Linné. Gelber Enzian.

In den europäischen Alpen auf Wiesen. Verwendet werden die Wurzeln.

1.3 MAGEN-DARM-TRAKT

(Appetitlosigkeit, Magenschleimhautentzündung, Übelkeit, Krämpfe, Durchfall, Verstopfung, Hämorrhoiden)

Für diese Anwendungsgebiete hält die Natur viele Schätze bereit und ist damit in der Regel den synthetischen Mitteln überlegen. Folgende Qualitäten verschiedener Heilpflanzen versprechen Linderung und Heilung:

bitterstoffreich (Verdauungssäfte und Peristaltik werden angeregt): Enzian, Tausendguldenkraut, Bitterklee
bitter-aromatisch: Wermut, Engelwurz, Schafgarbe
bitter-scharf: Galgant, Ingwer, Zitwerwurzel
gerbstoffreich (zusammenziehend, reinigend, stopfend): Blutwurz, Heidelbeere, Eichenrinde
entzündungshemmend: Kamille, Süßholz, Indischer Weihrauch
schleimig-beruhigend: Malve/Eibisch, Isländisch Moos/Bartflechte, Leinsamen
entkrampfend: Kümmel, Anis, Fenchel, Koriander, Krause- oder Pfefferminze, Melisse, Gänsefingerkraut, Tollkirsche (Belladonna homöopathisch)
peristaltikregulierend (darmberuhigend): Uzarawurzel
abführend: Leinsamen, Flohsamen(-schalen), Aloe, Faulbaum, Sennes
juckreizlindernd und zusammenziehend bei Hämorrhoiden: Eichenrinde, Blutwurz, Pappelknospen, Hamamelis

Die Kur-Apotheke empfiehlt besonders folgende Rezepturen

Magentee I (bei Magenverstimmungen)
Magentee II (bei Übersäuerung)
Magen-Nerven-Tee bei nervösem Magen

Magentropfen Hausrezeptur
Apothekenbitter (Likör) mit siebzehnerlei Heilkräutern
Kleiner Schwedenbitter nach Maria Treben (gebrauchsfertig oder als Kräutermischung zum Selber-Ansetzen)
Ingwertropfen

Heidelbergers Sieben-Kräuter-Pulver oder Müllner-Peters Magenpulver
Galgant-Tabletten
Gewürzmischungen nach Hildegard von Bingen: Fenchel-Galgant-Mischpulver, Mutterkümmel-Mischpulver
Magen-Darm-Globuli, Reiseübelkeits-Globuli

Vier-Winde-Öl für Säuglinge, Baby-Bauchweh-Globuli

Durchfall-Tropfen mit Enzian, Wermut und Blutwurz
Getrocknete Heidelbeeren (in Wasser oder Milch kochen)
Brombeerblätter od. Griech. Bergtee bei Durchfall

NB: Gewürze machen alle Speisen bekömmlicher!
Wir halten mehr als 100 verschiedene Gewürze aus aller Welt in der Apotheke bereit.

Engelwurzwein bei Appetitlosigkeit

Zur “Entschlackung” Enzym-Kautabletten, Spargel- und Spirulina-Kapseln

Bittersalz, Karlsbader Salz oder Flohsamenschalen als milde Abführmittel

Reizdarm-Tropfen
Kapseln mit Indischem Weihrauch bei chronischer Darmentzündung

Ayblinger Grünes Wundsälblein bei Hämorrhoiden
Eichenrinden-Sitzbäder und Pappelknospensalbe ebenso

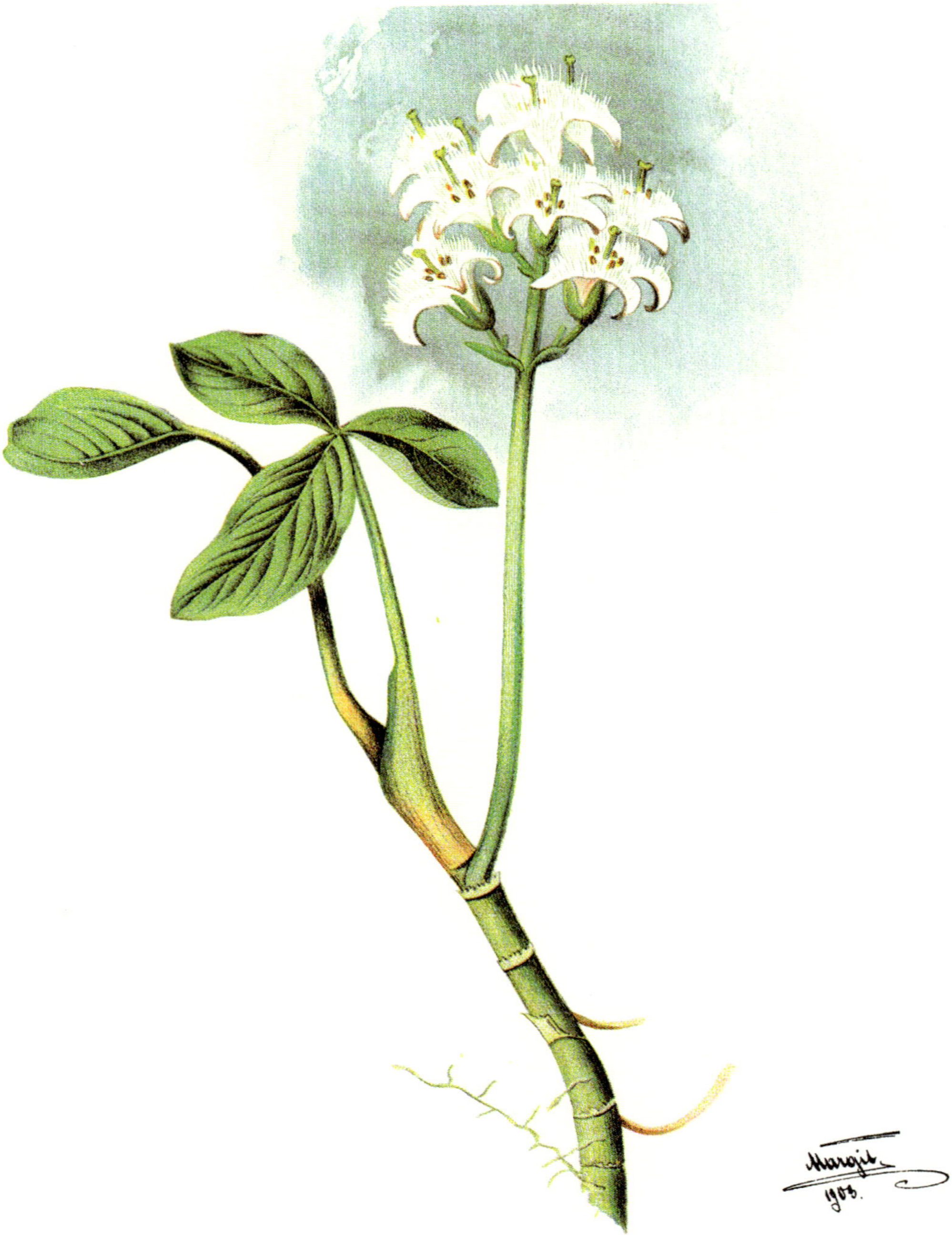

Menyanthes trifoliata Linné. Fieberklee, Bitterklee, Sumpfklee.

In Europa in gebirgigen Gegenden im Sumpf und in niederem, stehendem Wasser. Verwendet werden die Blätter.

Sonstige Rezeptur-Empfehlungen aus der Volksmedizin

Gegen **Schwangerschaftsübelkeit** wurde schon vor 200 Jahren Vanilleeis empfohlen (Osiander 1826).

Wacholderbeeren bei **Sodbrennen**: Wenn das Sodbrennen auftritt, zerkaue man 4-6 Wacholderbeeren und schlucke sie (aus: Sachranger Hausmittel). Früher wurden 1-2 frische Eicheln oder getrocknete pulverisierte Eicheln für denselben Zweck verwendet (Osiander 1826). Aus Süßholzstangen wurde der Lakritzsaft gesaugt. „Krebsaugen“ oder Krebssteine, das sind kalkreiche Konkremente aus dem Krebsmagen, waren gegen das Sodbrennen („Herzbrennen“) gebräuchlich, bei den ärmeren Leuten auch gebranntes und gepulvertes Hirschhorn oder Muschelpulver (Pater Schreger 1776).
Manche fingen eine schöne rote Nacktschnecke und schluckten sie mit einem Stamperl Eierlikör; rasch legte sich auf die gereizte Magenschleimhaut ein schleimiger Schutzfilm (persönliche Mitteilung von Juwelier Max Regensburger, Bad Aibling).

Kartoffelsaft bei **nervösem Magen**: 2 rohe Kartoffeln schälen, reiben, auspressen – den Saft auf nüchternen Magen trinken (aus: Sachranger Hausmittel).

Feucht-warme **Bauchwickel**, z.B. mit Kamillentee (Künzle), eventuell zusätzlich mit Vier-Winde-Öl, oder warme Dinkel- oder Kirschkernkissen. Früher wurde gern ofenwarmes Brot aufgelegt (Schreger 1776).

In den Bergen gebrauchte man das **Edelweiß** bei ruhrartigem Durchfall, entweder in Wasser oder in Geißmilch gesotten und getrunken. Im Berchtesgadener Land wurde es sogar ausdrücklich „Bauchwehblume“ genannt (Dörler). Nach Kräuterpfarrer Künzle genügen wenige Blüten für einen Bauchwehtee. Die Almbauern nutzten das Edelweiß vor allem bei Magen-Darm-Verstimmungen und Durchfällen ihrer Weidetiere, außerdem bei Angina und Bronchitis (Rey 2011).

Hausmittel gegen **Madenwürmer**: nüchtern eine Tasse Brühe vom Sauerkraut trinken. Die Brühe soll vom Sauerkraut aus dem Fass sein und vier Wochen lang getrunken werden (aus: Sachranger Hausmittel). Oder siede Knoblauch in Milch und trink davon (Schreger 1776).

Maria Treben und der Schwedenbitter

Als junge Frau kam Maria Treben nach Flucht und Vertreibung aus Böhmen schwerkrank ins Mühlviertel Sie litt nachhaltig unter den Folgen von Typhus und Gelbsucht, die sie durch eine Lebensmittelvergiftung im Auffanglager erworben hatte. Da brachte ihr eine fremde Frau ein Fläschchen mit einer stark riechenden dunkelbraunen Flüssigkeit und erklärte ihr, dass dieses Mittel gemäß einer alten Handschrift aus dem Nachlass eines schwedischen Arztes jede Krankheit heile. So erfuhr Maria Treben die heilende Wirkung des Schwedenbitters zunächst am eigenen Leib. Nach ihrer Genesung half sie zahlreichen anderen Menschen mit Schwedenbitter und machte ihn in vielen Ländern populär (Maria Treben: Gesundheit aus der Apotheke Gottes).

Der **„Kleine Schwedenbitter“** enthält: Aloe, Engelwurz, Sennesblätter, natürlichen Kampfer, Medizinal-Rhabarber, Zitwerwurzeln (das sind tropische Wurzeln aus derselben Familie wie Ingwer und Galgant), Manna, Eberwurz (Silberdistel-Wurzel), Myrrhe, Safran und venetianischen Threriak.
Theriak ist eine Honig-Latwerge aus Engelwurz und zahlreichen anderen gepulverten Wurzeln und Kräutern. Er galt in der alten Medizin als universelles Antidot bei allen Vergiftungen, besonders nach dem Biss giftiger Tiere, sowie bei der Pest und allen anderen ansteckenden Krankheiten.

Es gibt auch Rezepte für einen „Großen Schwedenbitter”, der zusätzlich einige heute nicht mehr gebräuchliche Bestandteile enthält, z.B. Bibergeil. Derartige Rezepte waren in alten Zeiten weitverbreitet und finden sich beispielsweise auch in der Sammlung des Müllner-Peter von Sachrang, ergänzt durch die einheimischen Zutaten Blutwurz, Enzian, Lärchenschwamm und Wacholder. Der Müllner-Peter und seine Rezeptsammlung werden im Abschnitt 3.15 bei Wacholder ausführlicher vorgestellt.

Über allem Nutzen, den die bitteren und aromatischen Pflanzen bringen, sollte aber nicht übersehen werden, dass Schwedenbitter-Rezepturen stets einige **starke Abführmittel** enthalten (Aloe, Sennes, Rhabarber, evtl. auch Lärchenschwamm), deren Dauergebrauch man heute sehr kritisch beurteilt.

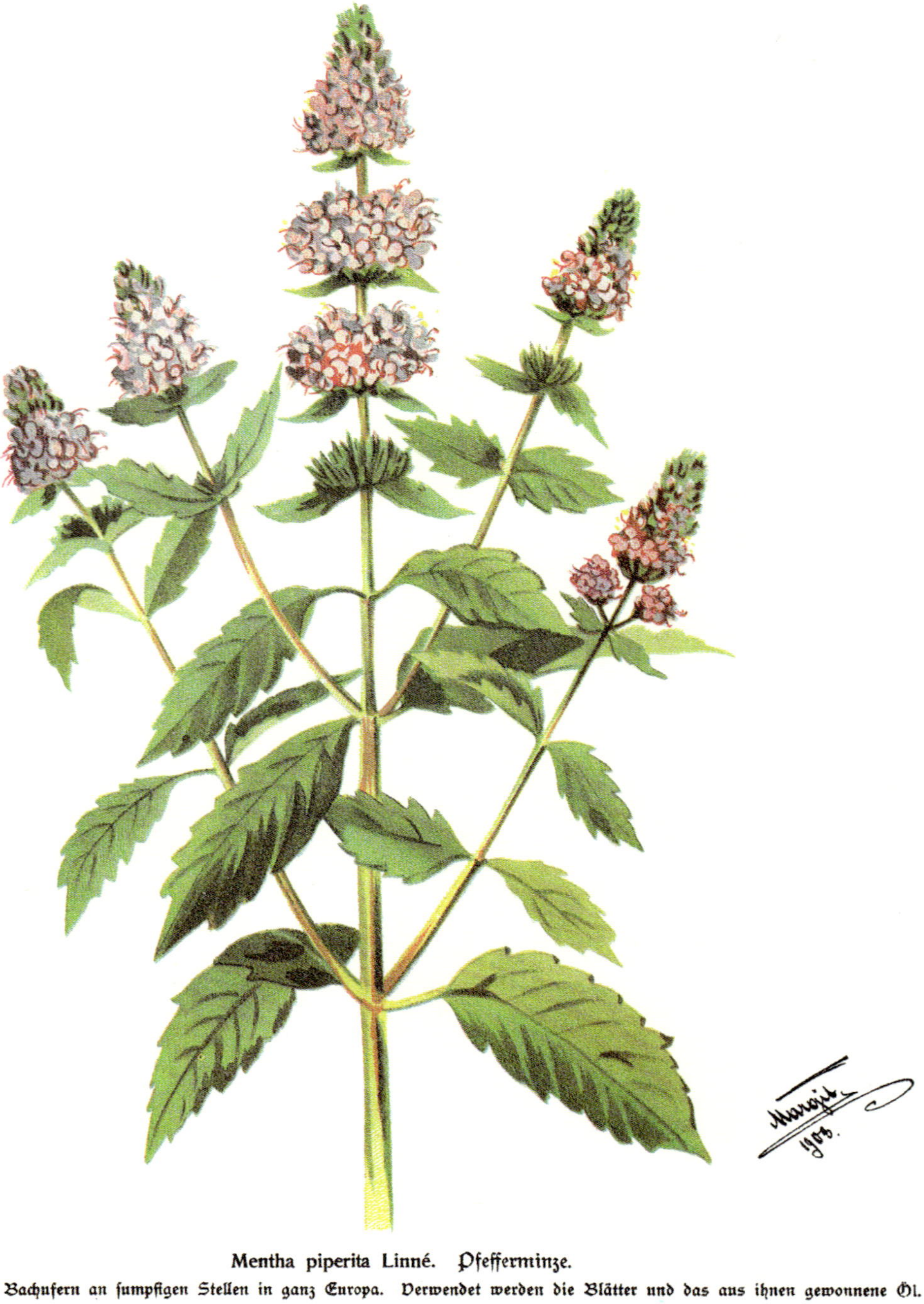

Mentha piperita Linné. Pfefferminze.

An Fluß- und Bachufern an sumpfigen Stellen in ganz Europa. Verwendet werden die Blätter und das aus ihnen gewonnene Öl.

1.4 LEBER-GALLE-BAUCHSPEICHELDRÜSE

(Verdauungs- und Stoffwechselstörungen, die von diesen Organen ausgehen)

Verdauungsschwäche durch Mangel an Gallenflüssigkeit und Bauchspeicheldrüsen-Enzymen sowie Gallenstau, meist verbunden mit Völlegefühl, Blähungen und Koliken, sind durch rein pflanzliche Mittel am besten zu behandeln. Auch bei Lebererkrankungen und Fettstoffwechselstörungen sollte man zunächst an pflanzliche Heilmittel denken. Vorsicht jedoch: Akute Entzündungen und Gallensteine erfordern ärztliche Diagnostik und Therapie!

Fast alle in diesem Bereich verwendeten Pflanzen sind **reich an Bitterstoffen**. Bitterstoffe regen die Leber zur Produktion von Gallenflüssigkeit an, entkrampfen die Gallenwege, fördern den Gallenfluss und regen auch die Bauchspeicheldrüse zur Enzymproduktion an. Zahlreiche Pflanzen kommen infrage:

Artischockenblätter (wirken auch blutfettregulierend/cholesterinsenkend sowie leberschützend und -heilend)
Boldoblätter und Gelbwurz, Schafgarbe und Wermut, Schöllkraut und Erdrauch, Andorn, Engelwurz, Löwenzahn und Wegwarte, Katzenpfötchen
Pfefferminze (ätherisches Öl)
Mariendistel (leberschützend und -heilend aufgrund der Wirkstoffe Silymarin und verwandter Flavonoide)
Das konzentrierte Silymaringemisch in Kapseln ist allerdings deutlich wirksamer als die Samen oder das Kraut oder der alkoholische Auszug.

Bewährte Rezepturen der Kur-Apotheke

Cholesterintee, auch allgemein als Leber-Galle-Tee zu gebrauchen

Leber-Galle-Pankreas-Tropfen, „Cholapret"-Rezeptur, Schwedenbitter, Chrysanthemenblüten

Artischocken-Kapseln, Curcuma-Kapseln, Mariendistel-Artischocken-Kapseln, Omega-3-Lachsöl-Kapseln

Exotische Gewürzmischungen: Curry, Lakama (enthält besonders viel Gelbwurz), Berbere, Ras el-Hanout

Diabetiker-Tee nach Dr. Zimmermann, Diabetiker-Tropfen, Zimt-plus Kapseln

Weitere naturheilkundliche Tipps

Pflanzenpress-Säfte: Löwenzahn, Rettich, Schafgarbe.
Man soll frischen Löwenzahnsaft auf Honigdicke einkochen, kühl aufbewahren und 1-2 Löffel täglich zur Anregung der Leber bei Hautkrankheiten oder bei Gelbsucht einnehmen (Paulitzky 1842).

Ernährungsumstellung auf mehr bittere Salate, Knoblauch und kaltgepresste Pflanzenöle statt tierischer Fette.

Wildkräuter-Salate im Frühling: Löwenzahnwurzeln,–knospen und –blätter (vor der Blüte), Gänseblümchenblätter und –blüten, Giersch (nur junge glänzende Blätter), Scharbockskraut (vor der Blüte, später wird es schleimhautreizend und giftig), Schafgarbe, Sauerampfer, Wiesenschaumkraut, Kapuzinerkresse (Blätter und Blüten) u.v.a.

Ein warmes **Heublumensäckchen** auf den Bauch legen, oder ein **Aiblinger Moorkissen.**

Bei **Gelbsucht** wurden früher jeden Morgen 2-3 rohe Eidotter verschluckt oder unter Zuckerwasser verrührt getrunken; die Wirkung soll nicht nur auf der Farbähnlichkeit beruhen (Osiander 1826).

Bei **Diabetes** soll immer auch die Leber behandelt werden, sonst kommt es zur Fettleber (Karl: Neue Therapie-Konzepte).
Zur Diabetes-Vorbeugung sollten Süßspeisen reichlich mit Zimt gewürzt werden, wie es im Orient üblich ist. Zimt hilft nämlich bei der Zuckerverwertung. Allerdings muss es der hochwertige Ceylon-Zimt (Cinnamomum ceylanicum) aus der Apotheke sein und nicht der billige Cassia-Zimt (Cinnamomum cassia) aus dem Supermarkt, der in größeren Mengen die Leber schädigt!

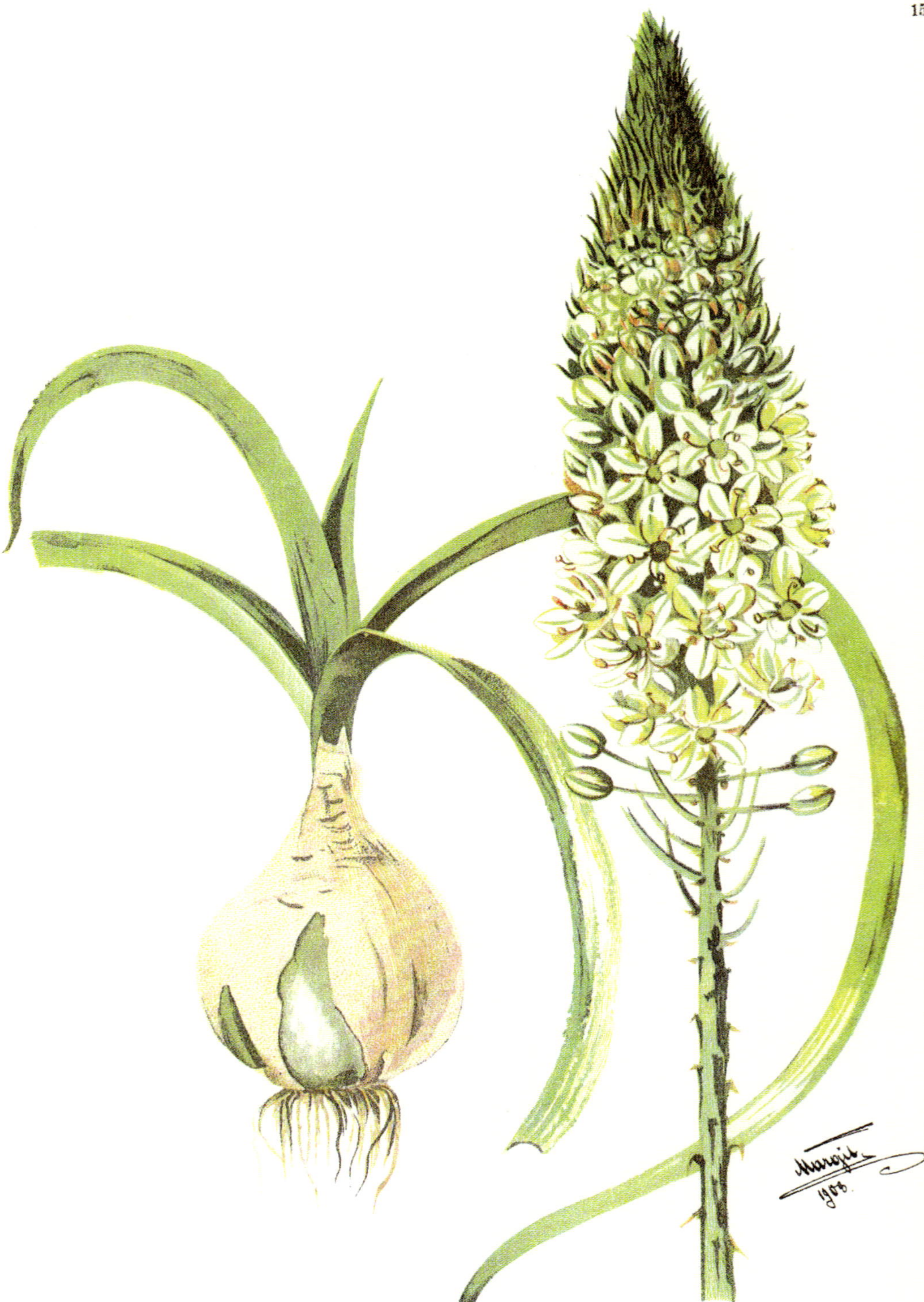

Scilla maritima Linné. Urginea maritima Baker. Meerzwiebel.
Im europäischen südlichen Seeküstengebiete. Verwendung findet die Zwiebel.

1.5 HERZ-KREISLAUF-SYSTEM (Herzbeschwerden, Blutdruckprobleme, Gefäßerkrankungen)

Hier haben neben den hochpotenten modernen synthetischen Wirkstoffen die Heilpflanzen eher unterstützende Bedeutung. Sie werden jedoch gern vorbeugend und bei leichten Beschwerden sowie als Zusatzmedikation zur Schulmedizin eingesetzt.

Universelles Herzmittel: Weißdorn (Crataegus)
Bei Herzinsuffizienz, Altersherz dazu: Maiglöckchen (mild wirksam), Adonisröschen, Meerzwiebel (entwässernd)
Bei Rhythmusstörungen dazu: Besenginster - aber alle Giftpflanzentinkturen vorsichtig dosieren!
Bei leichter Herzbeklemmung (Angina pectoris) dazu: Zahnstocherammei (Ammi visnaga)
Bei nervösen Herzbeschwerden dazu: Herzgespann, Königin der Nacht (Cactus), Baldrian, Melisse
Bei Bluthochdruck dazu: Rauwolfia homöopathisch ab D4, Mistel, Ölbaumblätter, Knoblauch/Bärlauch
Bei niedrigem Blutdruck und Kreislaufschwäche: Kampfer/Rosmarin, Ingwer/Galgant
Bei arteriellen Gefäßerkrankungen und zur Verbesserung des Blutflusses (auch im Gehirn): Knoblauch/Bärlauch; Ginkgo (aber nur in Form von Fertigpräparaten mit angereicherten Wirkstoffen sinnvoll)
Bei venöser Insuffizienz (Krampfadern usw.): Rosskastanie, Buchweizen, Steinklee, Weinlaub

Die Kur-Apotheke empfiehlt diese Rezepturen

Homöopathische Urtinkturen (Weißdorn, Mistel, Bärlauch, Kampfer usw.) einzeln oder in Mischungen
Herztropfen (können bei nervösen Herzbeschwerden auch mit Herzgespann usw. kombiniert werden)
Blutdrucktropfen
Galgant (-Tabletten) bei Kreislaufschwäche, die mit Wetterfühligkeit und Kopfschmerzen verbunden ist
Omega-3-Lachsöl-Kapseln, OPC-Traubenkern-Kapseln, Rotes-Weinlaub+Rosskastanie-Kapseln
Kampferspiritus zum Einreiben
Herztee nach Dr. Zimmermann
Venenfluid zum Einreiben

Noch ein paar naturheilkundliche Hinweise

Die größten **Gefahren für das Herz** sind allgemein bekannt: Bluthochdruck, Blutfett und Blutzucker erhöht, Rauchen, Übergewicht, Bewegungsmangel, Dauerstress oder, noch schlimmer, ständige geistige Unterforderung (aus Karl: Neue Therapiekonzepte).

Herzkranke ältere Menschen sollen frische oder getrocknete ungeschwefelte Aprikosen kauen, weil sie besonders **kaliumreich** sind (Karl).

Bei **Angina pectoris** helfen feuchtwarme Kompressen mit Arnikatinktur auf die Herzgegend (aus Finkelmann-Weiss: Lehrbuch der Phytotherapie).

Knoblauch-Milch bei **Bluthochdruck**: einige frische Knoblauchzehen auspressen. Den Saft mit Milch mischen und täglich trinken (aus: Sachranger Hausmittel). Geht auch mit Joghurt statt Milch.

Herzgespann wirkt **entspannend-entkrampfend**, der Druck des aufgeblähten Bauches auf das Herz (früher als „Herzspann" bezeichnet) lässt nach; daher hat die Pflanze ihren Namen.

Mit scharfen Gewürzen (Galgant, Chili usw.) oder Bitterstoffen gelingt es, über die **Magennerven** den Kreis auf zu aktivieren. Das hilft auch bei Wetterfühligkeit und Migräne, wie schon bei Hildegard von Bingen beschrieben.

Früher waren Riechfläschchen mit Essig bzw. Kölnisch Wasser und Riechsalze mit ätherischen Ölen oder Kampfer bei **Kreislaufschwäche, Schwindel und Ohnmachtsneigung** außerordentlich beliebt. Man machte Senf-Fußbäder und schluckte morgens nüchtern ganze Pfefferkörner. Um Ohnmächtige und Scheintote wieder zu erwecken, halfen auch durchschnittene Zwiebeln oder zerriebener Meerrettich, vor allem aber das Anspritzen mit kaltem Wasser. Goldblech, auf die Herzgegend gebunden, sollte das hysterische Herzklopfen vertreiben und freudig machen (Osiander 1826).

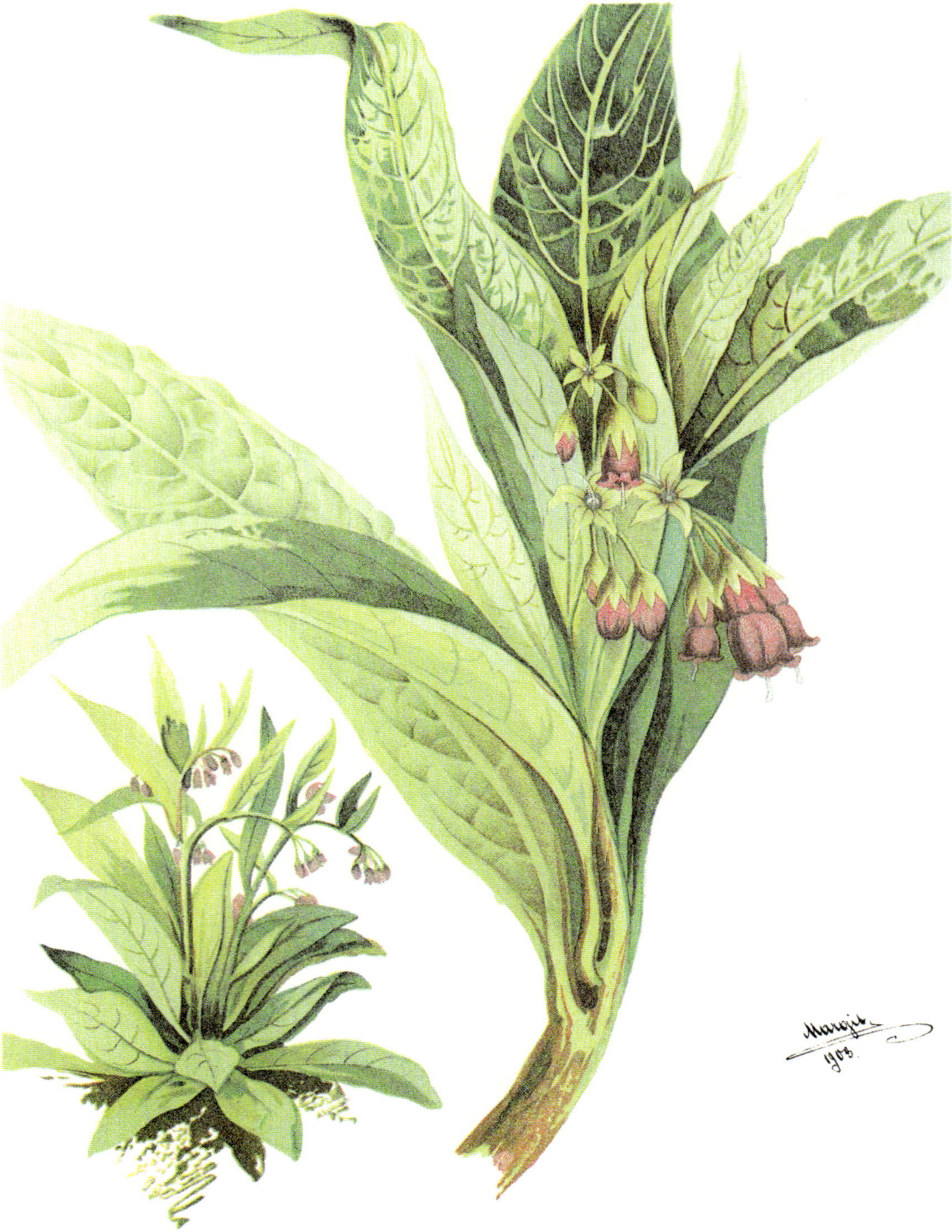

Symphytum officinale Linné. Wallwurz, Beinwell, Schwarzwurz.

An Bachufern in feuchten Wäldern und Triften in ganz Europa gemein. Verwendet werden die Wurzeln.

1.6 BEWEGUNGSAPPARAT (Rheuma, Gicht, akute und chronische Muskel- und Gelenksbeschwerden)

Einige allgemein bekannte und viel verwendete Heilpflanzen und Naturprodukte sind:
Teufelskralle, Löwenzahn, Brennessel, Queckenwurzel, Birkenblätter, Weidenrinde, Mädesüß, Bittersüß, Arnika, Beinwell, Rosmarin, Wacholder, Rosskastanie, Engelwurz, Heublumen, Kampfer und Cayennepfeffer. Sie wirken vor allem **entzündungshemmend und leicht schmerzstillend, hautreizend und durchblutungsfördernd, stoffwechselaktivierend und ausschwemmend** (früher als „blutreinigend" bezeichnet).

Rezeptur-Empfehlungen aus der Kur-Apotheke

Zur Einnahme:
Gelenk-Kapseln (Glucosamin+Chondroitin) bei stark belasteten Gelenken und Abnützungserscheinungen
Weihrauch-Kapseln oder Weihrauch-Weidenrinde-Brennessel-Kapseln bei chronischen Entzündungen
Rheumatee; Frühlingstee, Entgiftungstee HöRo, Stoffwechseltee o.a. „Blutreinigungstees"
Rheuma-Gicht-Tropfen mit Teufelskralle, Weidenrinde und Brennessel
Homöopathisch werden bei Gelenkschmerzen beispielsweise Alraune, Arnika, Eisenhut, Giftsumach, Herbstzeitlose, Jasmin, Wasserschierling, Weinraute, Zaunrübe u.v.a. eingesetzt.
Wir machen homöopathische Gelenk-Globuli und Gelenk-Tropfen
Hekla-Lava D6, homöopathisch aus der Lava des isländischen Vulkans Hekla hergestellt, hat sich bei Fersensporn bewährt, im Akutfall stündlich, bei Besserung 3-5x täglich 1 Tablette
Magnesium-Aspartat oder Magnesium-Citrat bei Krämpfen

Zur äußerlichen Anwendung:
Miesbacher Ochsensalbe oder Muskel- und Gelenköl
Arnika-Latschen-Einreibung
Kampfer-Spiritus oder Kampfer-Öl zum Einreiben, oder Wacholdergeist
Umschläge mit Arnikatinktur, Essigsaurer Tonerde oder Schwedenbitter
Pappelknospensalbe
Auflagen mit Aiblinger Moor (heiß oder kalt möglich) oder mit einem Heublumen- bzw. Kirschkernkissen
Latschenkiefer-Ölbad; übrigens eignet sich auch unser Erkältungsbad als Rheumabad

Unser Aiblinger Moor - ein Wundermittel der Natur

Die Moortherapie gibt es in Bad Aibling bereits seit 1845, und sie ist als klassisches Naturheilverfahren bei vielerlei Erkrankungen einsetzbar. Das Moor wirkt zum einen **thermisch** (als hervorragender Wärmespeicher), zum andern **biophysikalisch** (der Auftrieb in einem Moorbad entlastet den Stütz- und Bewegungsapparat) und **biochemisch** durch die darin enthaltenen Stoffe (Huminsäuren, Mineralien, Steroide u.a. organische Verbindungen mit hormonregulierender, antibakterieller, entzündungshemmender und entgiftender Wirkung).

Die konstante Wärme regt die Durchblutung an und entspannt die Muskulatur, sie dringt in die Tiefe und lindert Schmerz und Entzündung. Nach nur 20 Minuten hat sich die Körpertemperatur um 2 Grad erhöht - eine Art künstliches Fieber ist entstanden (Hyperthermie) - körpereigene Hormone werden ausgeschüttet, Stoffwechselprozesse und Abwehrkräfte werden angeregt (Wenzel, Klickermann: Altes Naturheilmittel Moor).

Das Bademoor wird nach dem Abbau von groben Holzbestandteilen gereinigt, vermahlen und mit etwas Wasser zur richtigen Konsistenz angerührt. Es wird jeweils nur für eine Behandlung verwendet und dann in die Natur zurückgebracht.

Für ein **Moorbad** wird das dickbreiige Moor auf 39-42°C erwärmt, der Patient bleibt ca. 20 Minuten in der Wanne. Dadurch entstehen positive Reaktionen, die bei folgenden Indikationen anwendbar sind: Rheuma, Arthrose, Ischias, Gicht, periphere Durchblutungsstörungen, Osteoporose, Bandscheibenschäden, Unfallfolgen, aber auch bei Prostataerkrankungen und, ganz besonders wichtig, in der Frauenheilkunde. Sehr gute Erfolge wurden bei unerfülltem Kinderwunsch erzielt (sog. Moorbabys).
Eine Moorkur sollte 8-12 Moorvollbäder mit der dazugehörigen physikalischen Therapie enthalten. Die biologischen Pflanzenstoffe machen die Haut samtig weich. Probieren Sie es doch einmal aus!
"Moor ist ein wahrer Jungbrunnen"

Meinrad Egger vom Kurmittelhaus Bad Aibling

Wichtige Hinweise von naturheilkundlichen Therapeuten zu rheumatischen Erkrankungen

Im Sinne der Klinik gilt der Rheumatismus als gefürchtete Zweiterkrankung nach vorausgegangener primärer Streptokokkeninfektion und Allergisierung des Organismus. Deshalb ist stets an **chronische Infektionen** an Zähnen, Mandeln und Nebenhöhlen zu denken, die saniert werden müssen. NB: Auch eine möglicherweise lang zurückliegende durch Zecken übertragene Borrelien-Infektion könnte schuld sein.
Vielleicht kann man sagen: Jede Krankheit beginnt als **Durchblutungsstörung**. Folglich wird jede Therapie günstig sein, die hier angreift: Kneippsche Hydrotherapie, Heublumen, Hyperthermie und Sauna, Bäder mit Moor, Schwefel und Sole, tägliches Trockenbürsten und durchblutungsfördernde Einreibungen mit Rosmarin, Chili usw.
Weitere naturheilkundliche Therapiemöglichkeiten: Reize setzen durch Quaddeln, Schröpfen, Baunscheidt-Öl, Senf- oder Spanisch-Fliegenpflaster, Akupunktur, tierische Gifte (Bienen, Ameisen, Schlangen), Massagen und Krankengymnastik, Schwimmen, Chiropraktik, Osteopathie.
Auch an **psychosomatische Zusammenhänge** sollte man denken. Das Psychogramm des chronischen Polyarthritikers ähnelt dem des Asthmatikers oder des typischen Krebspatienten: In seinem innersten Kern verschlossen, abgekapselt, trage er seine seelischen Nöte und Kämpfe nur mit sich selbst aus, zeige wenig seelische Erregungen und erscheine unzugänglich. Die mangelnde persönliche Selbstverwirklichung ziehe sich wie ein roter Faden durch sein Leben. Ein Mangel an nicht nach außen gelebter Aggression wende sich mehr und mehr nach innen und führe zur sog. Autoaggressionskrankheit. – Bei der ganzheitlichen Therapie wäre deshalb auch an Autogenes Training, Tanztherapie und Psychotherapie zu denken (Heilpraktiker Josef Karl: Neue Therapie-Konzepte für die Praxis der Naturheilkunde).

Prof. Fintelmann (Lehrbuch Phytotherapie) betrachtet als Ursache aller rheumatischen Erkrankungen eine **Störung der Selbstregulation der Stoffwechselvorgänge**, insbesondere mit Blick auf die Ausscheidung, und gibt deshalb den sog. „Blutreinigungsmitteln“ (Antidyskratika) wieder ihren Stellenwert, den sie in der alten Medizin hatten. Seine Teemischungen und Mixturen enthalten stets stoffwechselaktivierende (Löwenzahn, Wacholder usw.), abführende (Faulbaum, Sennes) und entkrampfende Heilpflanzen (Kümmel, Fenchel usw.)
Dr. Zimmermann vom Naturheilkundlichen Krankenhaus in München-Harlaching schätzte besonders **Bittersüß** (Dulcamara) bei Rheuma und anderen Kälteschäden, sei es als Tee, als Tinktur oder als Homöopathisches Mittel (Zimmermann: Praktische Phytotherapie).

Weitere Tipps aus der Volksheilkunde gegen Rheuma und Gicht

Heublumenkissen: ein Kissen mit duftendem Heu von der Alm füllen. Je größer die Vielfalt an Blumen, Gräsern und Kräutern ist, umso besser. Besonders konzentriert sind die Heublumen im Rückstand auf der Tenne, wenn das Heu abgeräumt ist. – Das Kissen erwärmen und auf die schmerzende Stelle legen. Ebenso Heublumenbäder oder Bäder mit Haferstroh machen (aus: Sachranger Hausmittel).

Umschlag mit **Beinwell**-Wurzelbrei: Beinwellwurzeln im Herbst ausgraben, gut waschen, raspeln, trocknen, fein zerreiben. 2 EL von diesem „Mehl“ mit heißem Wasser zu Brei verrühren; Leinenlappen ½ cm dick damit bestreichen und warm auf die schmerzende Stelle legen. 20-30 Min. einwirken lassen (aus: Sachranger Hausmittel). Geht auch mit fertigem Beinwell-Wurzelpulver aus der Apotheke.

Genauso werden Leinsamenbrei oder zerdrückte gekochte Kartoffeln als warme **Auflagen** verwendet .
Oder kalte Topfenwickel (Quarkwickel), falls bei akuten Entzündungen Kälte besser tut. Bei Verstauchungen und Schwellungen bei Mensch und Tier wird auch gut getrockneter Lehm (in verfeinerter Form grauer Ton oder Heilerde) genommen und mit verdünntem Essig zu einem Brei angerührt (aus: Sachranger Hausmittel).

Weißkraut bei Gelenkentzündungen: frisches Weißkrautblatt, mit dem Nudelholz leicht darüber rollen, auf das entzündete Gelenk legen, abdecken und befestigen und über Nacht liegen lassen (aus: Sachranger Hausmittel). Falls Wärme erwünscht ist, kann das Kohlblatt auch am Feuer gewelkt und erwärmt werden (Osiander 1826).

Lassel (Kräutergold, Rosenheim 1954) empfahl, für 1-2 Wochen frische **Farnblätter** ins Bett zu legen oder für den Winter Farngeist anzusetzen (2 Handvoll Farnkraut oder Farnwurzel mit 1 Liter Spiritus 14 Tage an der Ofenwärme ziehen lassen) und damit 2x täglich die schmerzenden Stellen einzureiben. Ebenso hoch schätzte Kräuterpfarrer Künzle (Chrut und Uchrut) den Farn bei Rheuma: frische Wedel auflegen, auf einem Farnsack schlafen oder die Matratze mit Farnkraut stopfen (was nebenbei Flöhe und Wanzen vertreibt) und Einreibungen mit Farnöl aus der Farnwurzel machen.

In Tirol wurde nach einem heißen Bad mit **Wacholderzweigen** eine Einreibung mit einer „Seifensalbe“ aus Wacholderbeeren, Langem Pfeffer, Seife und Branntwein gemacht (Dörler).

Bei **chronischem Rheuma** gab es noch eine Menge von Hausmitteln: man rieb mit erwärmtem Branntwein oder mit Opodeldok (seifen- und kampferhaltiges Liniment) ein, wickelte das schmerzhafte Glied in gewärmtes Hanfwerg oder in gewärmtes frisches Moos, legte ein gegerbtes Hasenfell oder frische Kammwolle auf, die am besten vorher noch mit Wacholderrauch durchdrungen war oder auf die gepulvertes Kolophonium gestreut und dann Branntwein gegossen wurde.
Auch legte man Leinwand auf, die vorher eine Zeitlang in einem Ameisenhaufen vergraben war, bügelte den mit Flanell bedeckten Rücken mit einem warmen Bügeleisen, erregte Schmerz durch Auflagen von Meerrettich oder peitschte sich im Russischen Dampfbad mit Birkenreisern.
Aus dem Orient waren Schwitzbäder und Massagen bekannt, und die Landbevölkerung praktizierte das sog. Abstreichen gegen rheumatische und andere Schmerzen; das besteht im Streichen der Haut mit beiden Daumen in einer Richtung und soll das Übel abstreichen, das „zwischen Fell und Fleisch sitzt“; besonders die heilkundigen alten Frauen und Hebammen waren darin erfahren (Osiander 1826).

Der Kranke lasse einen dünnhaarigen **Hund** zu sich ins Bett liegen, und dieser wird die Krankheit an sich ziehen (Raible). Katzen oder junge Hunde auf die schmerzenden Glieder zu legen schenkte den Leidenden wohlige Wärme.

Hufeland (Hausarzneimittel 1847) empfahl bei **Gicht** Strümpfe von Hundehaaren, bei heftigen Schmerzen das sanfte Streichen mit einer Speckschwarte und folgenden Podagra-Balsam: 2 Teile Seife, 1 Teil Kampfer, etwas Safran und Regenwürmergeist mit Ameisenspiritus zusammen zu einer Salbe gemischt.

Frische junge Blätter vom **Giersch** (als lästiges Gartenunkraut auch unter dem Namen „Weißwurzn“ bekannt), solange sie noch dunkelgrün und eingerollt sind, entsaften, in ansteigenden Mengen 1-5 EL (am besten mit der gleichen Menge Brennesselsaft gemischt) mit Buttermilch verdünnen und trinken (Karl).

Bei Gicht wurden auch empfohlen: **Bittere Tees** von Kalmus oder Wermut, schweiß- und harntreibender Rübensaft (3-4 Handvoll Rüben kochen, auspressen und die Brühe nach und nach trinken), Auflagen gekochter Feigen (schon bei Galen in der Antike), Bohnenmehl und Schwalbennester, auch Gemsenkot (Osiander 1826).

„Mancher fleischessende und schlemmende Stadtbewohner würde ganz gewiß sein Zipperlein weit eher verlieren, wenn er sich nur entschließen könnte, die gewohnte Fleischnahrung mit einer vegetabilischen auf längere Zeit zu vertauschen“ (Osiander 1826).

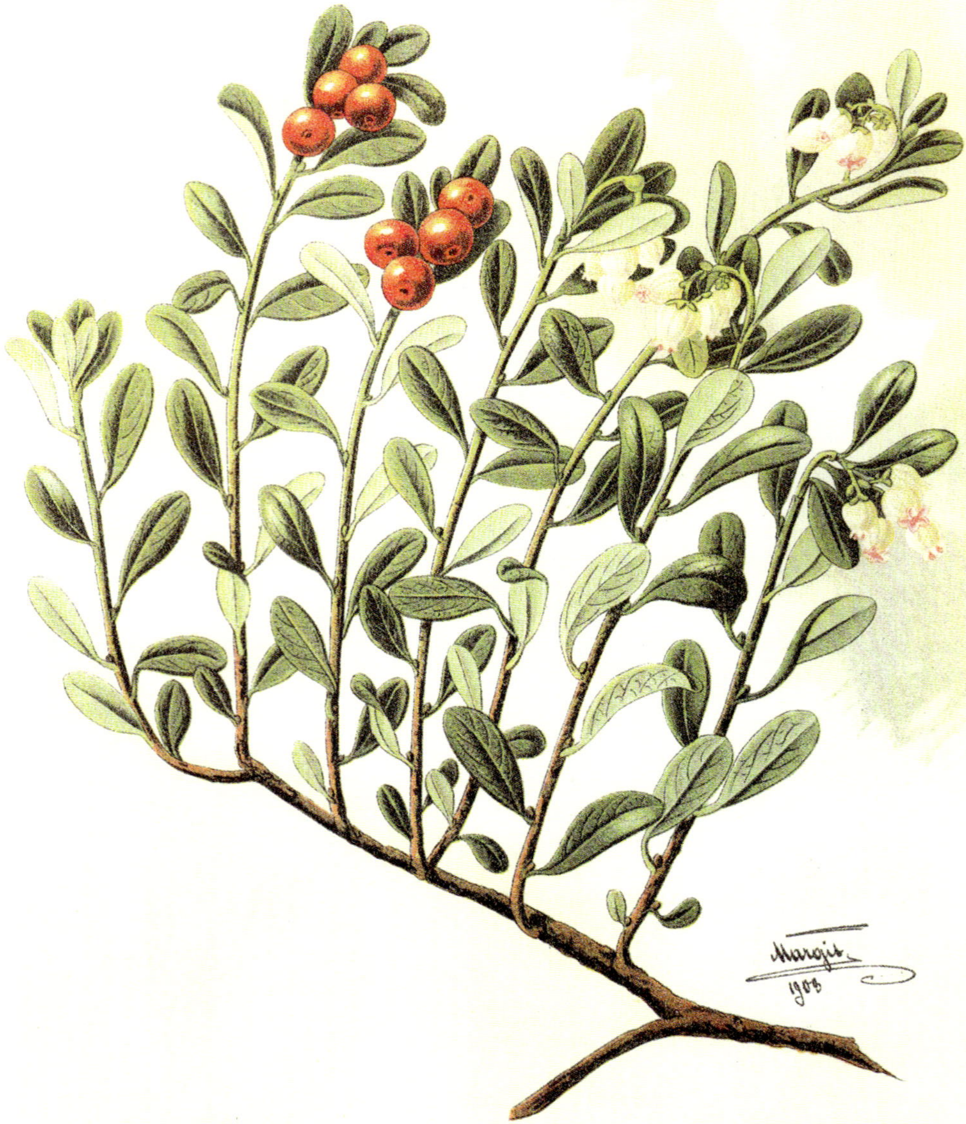

Vaccinium Uva ursi Linné. Arbutus Uva ursi Linné. Arctostaphylos Uva ursi Sprengel.
Arctostaphylos officinalis Wimmer. Bärentraube, Jägerbeere.
In den europäischen Alpen über 1000 Meter Erhöhung. Verwendet werden die Früchte.

1.7 HARNWEGE (Blase, Niere, Prostata)

Nutzbare Heilpflanzen wirken **wassertreibend, durchspülend und entkrampfend, durchblutungsfördernd**, einige auch **antiseptisch**. Die Durchspülungstherapie beugt überdies einer Stein- und Griesbildung vor.
Die wichtigste Heilpflanze für die Harnwege ist **Goldrute**, außerdem nimmt man: Birkenblätter, Schachtelhalm, Brennessel, Löwenzahn, Orthosiphon-Blätter (Indischer Blasen- und Nierentee), Wacholderbeeren, Hauhechelwurzel, Queckenwurzel, Spargel, Petersilie, Liebstöckel, Damiana (mexikanischer Liebestee), Cranberries, Bärentrauben- und Preiselbeerblätter, Meerrettich, Kapuzinerkresse. Auch die kreislaufwirksamen Mittel Kaffee, Grüner bzw. Schwarzer Tee und Meerzwiebel wirken harntreibend.
Entzündungshemmende (Kamille, Schafgarbe) und **immunstimulierende** Pflanzen (Sonnenhut) sind ebenfalls hilfreich. Bei Blut im Urin wird Hirtentäschel dazu gegeben.
Speziell **prostatawirksam** sind darüber hinaus Weidenröschen, Kürbiskerne, Blütenpollen, Brennesselwurzel, Afrikan. Pflaumenbaumrinde und die Früchte der Sägepalme, welche jedoch nur in Form von Kapseln sinnvoll zum Einsatz kommen (unangenehmer Geschmack und schlechte Löslichkeit in Mischungen). Diese Pflanzen können auch bei weiblicher Reizblase helfen.

Vorsicht: akute bakterielle Infektionen bedürfen meist zusätzlich der ärztlichen Therapie mit Antibiotika. Bei akuter Nierenentzündung sind nierenreizende Pflanzen verboten, insbesondere Wacholderbeeren. Für eine erste Abklärung sind Urin-Teststäbchen aus der Apotheke nützlich.
Bei krankhaften Wassereinlagerungen im Gewebe (Ödem) sind Selbstbehandlungen mit entwässernden Heilpflanzen nur erlaubt, wenn die Ursache nicht in Organschäden (Herz, Niere) liegt!

Bewährte Mittel aus der Kur-Apotheke

Blasen- und Nierentee
Entgiftungstee HöRo zum Durchspülen
Buccoblätter als besonders wohlschmeckender Blasen-Nieren-Tee (am besten in Mischungen)
Blasen-Nieren-Tropfen
Cranberry-Kapseln
Homöopathische Einzelmittel aus Spanischer Fliege (Cantharis), Bittersüß (Dulcamara) o.a. Arzneistoffen
Auflagen mit Aiblinger Moor oder Heublumen; Sitzbäder mit Zinnkraut

Prostata-Kapseln, Männertee, Weidenröschen, Kürbiskerne für die Prostata

Weitere naturheilkundliche Hinweise

Vorbeuge und Therapie von Harnwegsproblemen fangen schon bei der **Ernährung** an: ausreichend trinken, wassertreibende Gemüse (Sellerie, Spargel, Kartoffel), antiseptische Gewürze (Meerrettich) und Beeren (Cranberries), bei wiederkehrenden Blaseninfektionen Basenbildner bevorzugen (Kartoffeln, Gemüse).
Im Akutfall sind Wärme und Bettruhe am wichtigsten. Bei akuter Nierenentzündung soll auf tierisches Eiweiß, Kochsalz, scharfe Gewürze, Wacholderbeeren, Alkohol und große Flüssigkeitsmengen verzichtet werden, dagegen wird zu einer salzarmen oder salzlosen Reis-Diät geraten (Karl: Neue Therapiekonzepte).

In der **Volksmedizin** werden oft Preiselbeer- oder Birnenblätter wegen ihres besseren Geschmacks den Bärentraubenblättern vorgezogen, in manchen Alpengegenden Bergenienblätter („Tschagorischer Tee"), die aber sehr herb und adstringierend schmecken. Alle enthalten das **Harnwegsdesinfizienz Arbutin**. Zur Verbesserung der Arbutin-Wirkung sollte der Harn basisch sein (Kartoffel-Gemüse-Diät) (Schilcher: Leitfaden Phytotherapie).
Heublumen-Dampfbad: einen Eimer halbvoll mit Heublumen füllen und mit kochendem Wasser übergießen. Sobald man es verträgt, auf dem Eimer sitzen, bis der Sud abgekühlt ist (aus: Sachranger Hausmittel).
Meerrettich mit Bier kalt infundiert, wirkt urintreibend und hilft bei Verschleimung der Harnwege (Osiander).
Bei akutem Harngrieß- oder Steinleiden wurde der Patient in ein möglichst heißes (durchblutungsförderndes und entkrampfendes) Bad gesetzt und bekam Meerrettich-Wein zu trinken (Dörler, Alt-Tiroler Naturapotheke).

Beim **Bettnässen** der Kinder ist bis heute weder eine spezifische Ursache noch Therapie bekannt. Überwiegend sollen neurotische Eltern schuld sein. Den Kindern helfen warme Füße (Fußbad vor dem Schlafen), Trockenbürsten am Morgen, tagsüber viel frische Luft, wenig trinken am Abend, vor allem nichts Kaltes, und am meisten hilft, wenn sie keine Angst vor Bestrafung haben müssen (Karl). Evtl. homöopathische Mittel probieren.

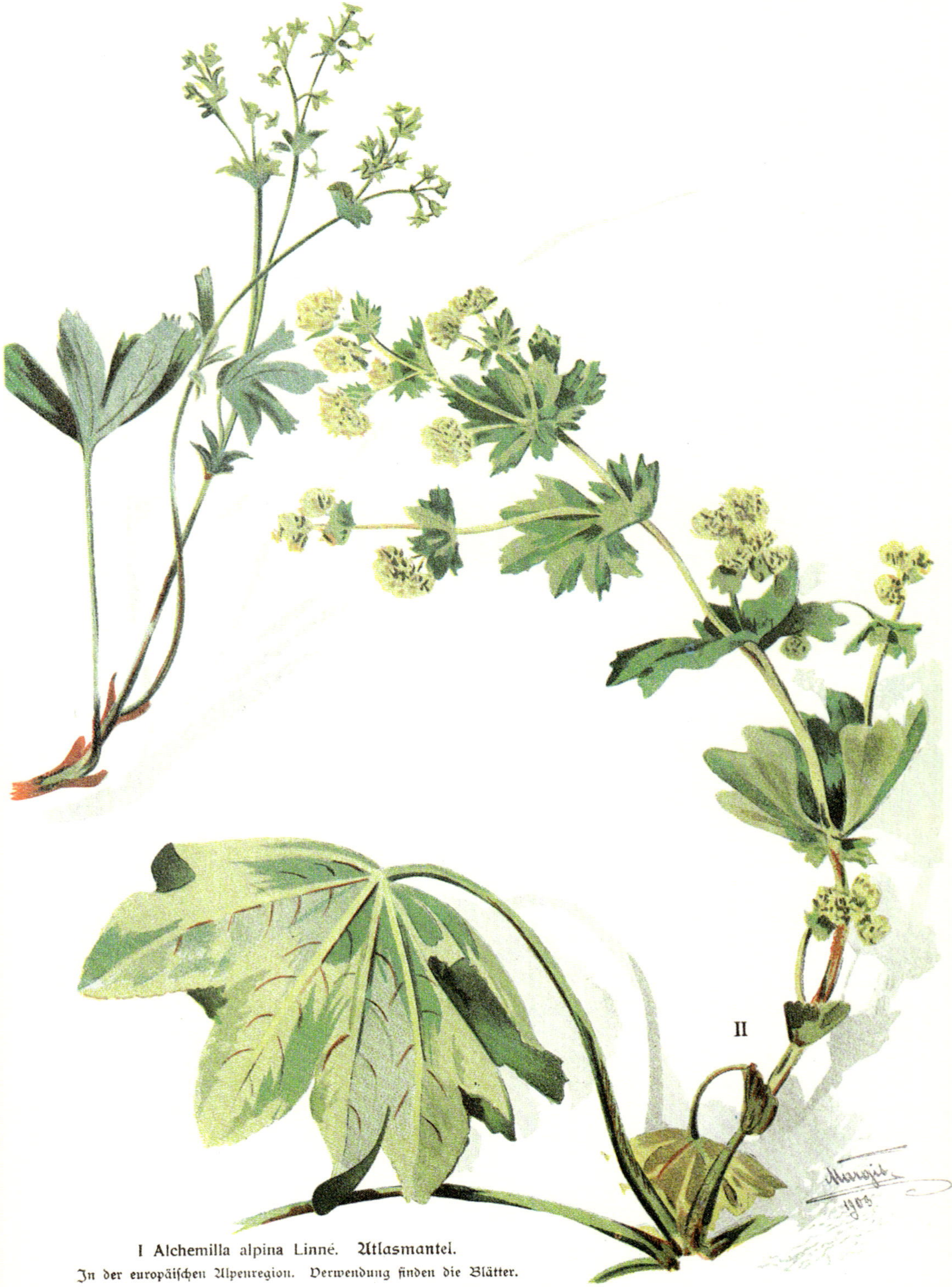

I Alchemilla alpina Linné. Atlasmantel.

In der europäischen Alpenregion. Verwendung finden die Blätter.

II Alchemilla vulgaris Linné. Frauenmantel.

Europa auf Wiesen der Ebene und des Hügellandes. Verwendung finden die Blätter.

1.8 FRAUENLEIDEN

(Menstruationsstörungen, Probleme in Schwangerschaft und Stillzeit, Wechseljahrsbeschwerden)

Als wichtigste Frauenpflanze in Volksmedizin und Naturheilkunde gilt der **Frauenmantel**. Sein Wirkprofil ist sehr komplex und bis heute noch recht spekulativ: blutstillend (Gerbstoff), gefäßschützend (Flavonoide), hormonregulierend (Phytosterine), krampflösend (Leucocyanidine) (siehe Madejski: Alchemilla).
Bei Regelbeschwerden wird Frauenmantel mit **entkrampfenden Pflanzen** kombiniert (Schafgarbe, Kamille, Gänsefingerkraut). Bei besonders schmerzhafter Regel gibt man Schneeball (Viburnum) oder Tollkirsche (Belladonna) homöopathisch.
Mönchspfeffer oder Keuschlamm (Agnus castus) wird v.a. beim **prämenstruellen Syndrom** eingesetzt.

Zur Förderung der **Milchbildung** und des Milchflusses verwendet man Kümmel, Fenchel, Anis u.ä. ölreiche Samen mit entkrampfender Wirkung sowie Melisse, Kreuzblümchen und Meisterwurz; in der Homöopathie die Kermesbeere (Phytolacca).

Bei **Wechseljahrsbeschwerden** denkt man über die schon genannten Pflanzen hinaus an Hopfen und die Traubensilberkerze (Cimicifuga) (beide wirken östrogenartig), Johanniskraut (stimmungsaufhellend) und Salbei (schweißhemmend). Konzentrierte Isoflavone aus Soja oder Rotklee kommen als Phytohormone zum Einsatz. Eine bei Frauenleiden vielseitig verwendete Pflanze ist in der Homöopathie die Küchenschelle (Pulsatilla, ab D4)

Für die **äußerliche** Anwendung in Form von Sitzbädern bei Frauenleiden sind neben Frauenmantel auch noch Schafgarbe, Taubnessel, Ringelblume und Schachtelhalm beliebt.

Rezepturen aus der Kur-Apotheke

Zur Einnahme:
Frauen-Haustee
Teemischungen nach Frauenärztin Dr. Anja Engelsing, Dettendorf
Schwangerschaftstee, Milchbildungstee, Rückbildungstee nach Hebamme Stadelmann
Homöopathisches Aufbaumittel nach Hebamme Stadelmann
Wechseljahrs-Globuli, Wechseljahrstee, Rotklee-Kapseln
Chinesische Kraft- und Wochenbettsuppen nach Dr. Sandra Bürklin

Zur äußerlichen Anwendung:
Aroma-Massageöle und Wundheilungsbad nach Hebamme Stadelmann
Verschiedene Kräuter und Tinkturen für Sitzbäder und Spülungen
Blutwurz-Wundpuder für oberflächliche Verletzungen in der Geburtsheilkunde

Alte und neue Tipps aus der Naturheilkunde

Sitzbäder mit Frauenmantel, Schafgarbe und Taubnesselblüten helfen bei Weißfluss (Fluor albus) (Zizmann 2009)

Früher war ein Tee von **Gottesgnadenkraut** (Gratiola officinalis) bei schwacher oder ausbleibender Regel sehr geschätzt (1 TL pro Tasse überbrühen und 5-10 Min. ziehen lassen), auch wurde die Urtinktur verordnet (Karl). Die Pflanze kommt aber nur noch selten auf Feuchtwiesen und in Mooren vor und ist nicht mehr im Handel.

Auf dem Land setzte man **Lilienöl** an: 1 Teil frische Blüten der Madonnenlilie (Lilium candidum, Josefslilie) mit 6 Teilen Olivenöl 4 Wochen in die Sonne stellen und teelöffelweise bei Beschwerden vor der Periode geben (Karl). Äußerlich wurde Lilienöl bekanntermaßen als Wundöl gebraucht, v.a. bei Verbrennungen, aber auch bei entzündeten Brustwarzen (Hufeland).

Bei **entzündeten Brustwarzen** empfehlen die Hebammen heute Johannisöl, kühle Topfenwickel (Quarkwickel), Honig und ganz einfach Muttermilch. Auch frischer Saft aus den dickfleischigen Blättern der Hauswurz wurde gern auf die Brustwarzen gerieben (Hufeland). Kühle Topfenwickel helfen außerdem bei Milchstau.

Warme Topfenauflagen fördern die **Milchbildung** (Schilcher).
Die Homöopathie unterstützt die Milchbildung durch die Kermesbeere in höheren Potenzen (Phytolacca D6) und gebraucht sie in Tiefpotenzen (D1-D2) beim Abstillen.

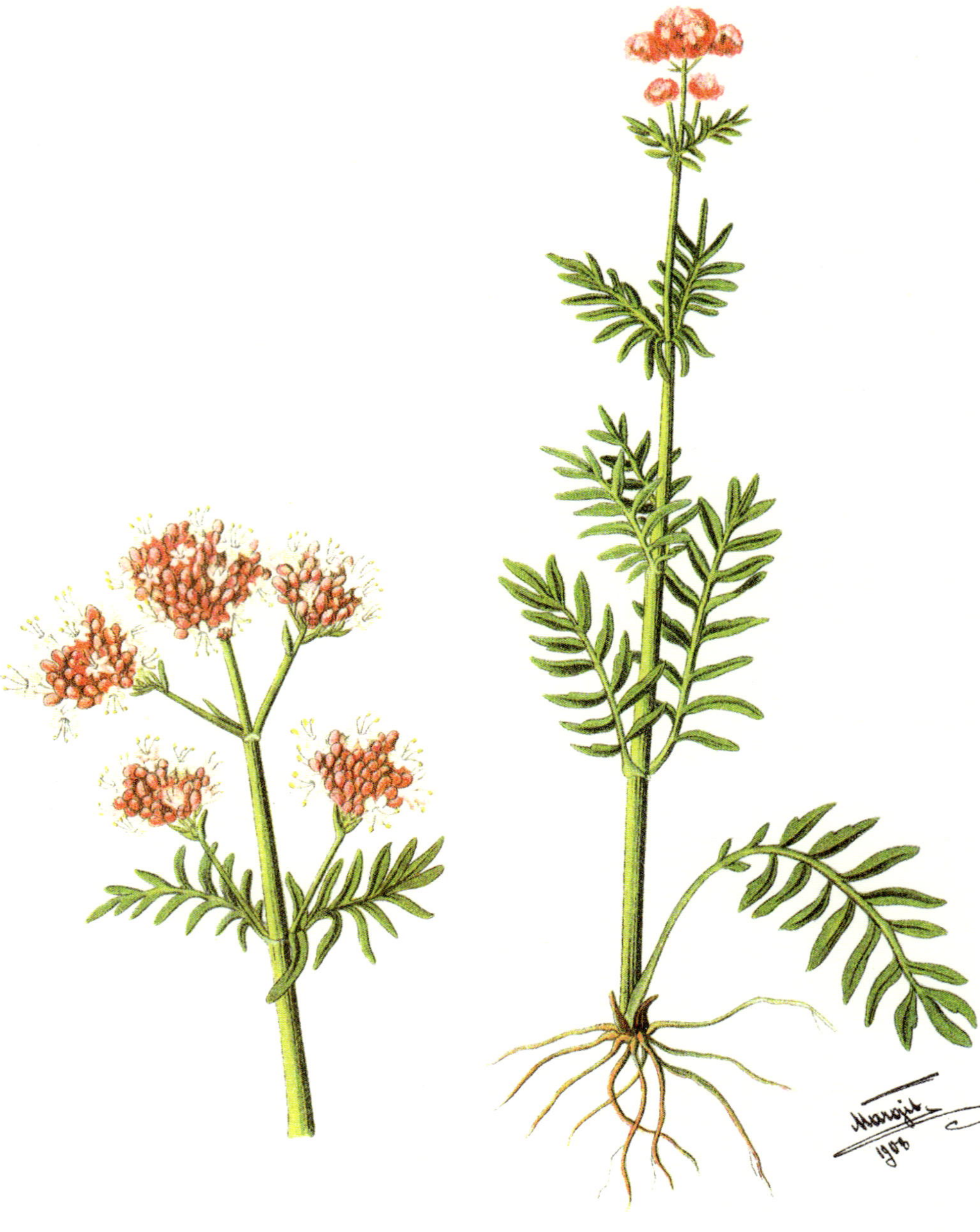

Valeriana officinalis Linné. Baldrian.

In den Wäldern ganz Europas verbreitet. Verwendet werden die Wurzeln und die aus denselben bereitete Tinktur.

1.9 NERVEN

(Nervosität, Schlafstörungen, Depression, Reiseübelkeit, Schwindel, Kopfschmerzen)

Die gebräuchlichen pflanzlichen Mittel wirken v.a. **nervlich ausgleichend und beruhigend**: Baldrian, Johanniskraut, Lavendel, Melisse, Hopfen, Passionsblume, Grüner Hafer, Kalifornischer Goldmohn.
Aber es gibt auch solche, die zur **Stärkung der geistigen Leistungsfähigkeit** beitragen: Ginseng und Taigawurzel, coffeinhaltige Drogen (Grüner und Schwarzer Tee, Mate, Guarana, Kolanuss).

Die Kur-Apotheke empfiehlt besonders folgende Rezepturen:

Schlaftee-Mischungen
Phyto-Sedativum-Tropfen, Phyto-Sedativum plus
„Requiesan"-Rezeptur (Einschlaftropfen), „Mutellon"-Rezeptur (bei nervösen Schilddrüsenbeschwerden)
Nerventropfen, Antistress-Rezeptur
Ginseng- und Taigawurzel-Zubereitungen bei nervöser Erschöpfung und nach schweren Krankheiten

(Baby-) Schlafglobuli, Examen-Globuli, Homeoffice-Globuli, Kopfweh-Globuli
Passionsblume-Hopfen-Melisse-Kapseln
Chinesischer Blütentee
Bachblüten und Bachblüten-Mischungen

verschiedene Räuchermischungen
Badeöle (z.B. Lavendel oder Rosmarin)
Japan-Minz- oder Lavendelöl-Roll-on
Kräuter zum Baden (z.B. 20g Hopfen pro Vollbad) oder zum Füllen von Kräuterkissen

Weitere naturheilkundliche Tipps

Lavendelöl: 3-5 Tropfen auf Zucker zur Beruhigung und zum Einschlafen (am besten vom wilden Berg-Lavendel Lavandula angustifolia, „Lavendel extra" von Primavera).
Baldrianwein – ein wunderbarer Einschlaftrunk: etwa 100g zerkleinerte frische oder getrocknete Baldrianwurzel in 1 Liter guten Weiß- oder Rotwein einlegen, ca. 10 Tage stehen lassen und ab und zu schütteln. Danach absieben und in Flaschen füllen. Ein Gläschen am Abend trinken (aus: Sachranger Hausmittel). Könnte man auch im Sommer mit frischen Baldrianblüten probieren.
Mutterkraut-Tee (die „Hemadknepf" aus dem Bauerngarten) bei Migräne (aus der englischen Volksmedizin, dort unter dem Namen „feverfew" bekannt).
Nimm Quendl-Wasser, tauch ein Tuch darein, drücks ein wenig aus, und bind es um die Stirn (Dörler zitiert aus einem alten Tiroler Arzneibuch). Oder: Eine Kartoffelscheibe auf der Stirn befestigen soll bei Kopfweh helfen (aus: Sachranger Hausmittel). Bei Osiander werden für denselben Zweck genannt: eine Zitronenscheibe, ein frisches Kohlblatt oder eine Brotrinde, in Essig getaucht, auflegen. Im Senegal sollen sich die Eingeborenen mit einer frischen Kröte die Stirn eingerieben haben (Osiander 1826). Wir bevorzugen die bayrischen Methoden mit frisch zerquetschter Hauswurz oder kühlenden Efeublättern (Marzell, Schreger).
Wilder Jasmin als homöopathisches Mittel (Gelsemium ab D4) bei Spannungskopfschmerzen und Migräne.
Frauenschuh (bei uns traditionell „Wassergatzl" oder „Lahnakachl" genannt) als homöopathisches Mittel (Cypripedium D4) für nervöse Kinder, welche die Nacht zum Tag machen, und ihre gereizten Mütter.
Bilsenkraut (Hyoscyamus ab D4) als „homöopathisches Valium" bei verschiedenen psychiatrischen Erkrankungen.
Die Urtinktur vom **Grünen Hafer** (Avena sativa TM, aus den frischen oberirdischen Pflanzenteilen zur Blütezeit), auch zur Raucherentwöhnung.
Rautenessig, früher beliebt zum Riechen und Waschen bei Kopfschmerzen, Schwindel und Ohnmachtsneigung.
Melissengeist/Karmelitergeist (Spiritus Melissae comp. DAB) und Hoffmannstropfen wurden früher ebenfalls in Riechfläschchen bei Nervenschwäche verwendet.
Nervenkekse nach Hildegard von Bingen (mit Muskatnuss, Zimt und Nelken) sollen die Nerven stärken und fröhlich machen.
Bei Schlaflosigkeit **Mohnsamenmilch** oder Muskatöl (Schreger 1776).
Regenwurmpflaster bei Gicht- und Nervenschmerzen (aus: Eger: Rezepte und Hausmittel).
Müllner-Peters Sachranger Rezeptbuch lässt Regenwurm-Öl (Regenwürmer in Wein gewaschen und in Baumöl gesotten) gegen alle Schmerzen einreiben (Abschn. 7, Rez. 7).

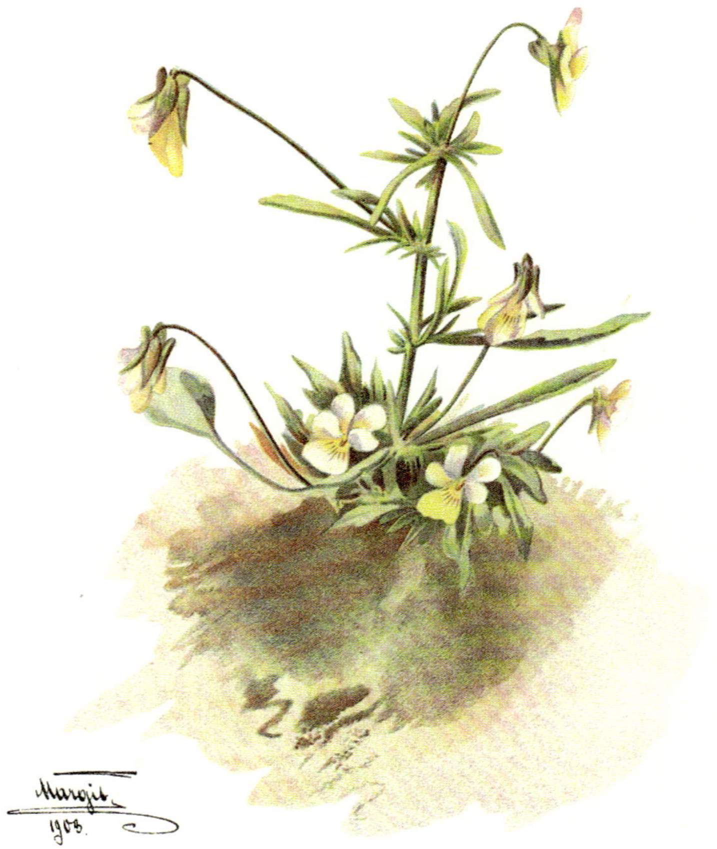

Viola tricolor Linné. Stiefmütterchen.

In ganz Europa an sonnigen, meist sterilen Orten auf Feldern und Triften. In Gärten in mannigfachen Spielarten angebaut. Verwendet wird die ganze Pflanze.

1.10 HAUT UND HAARE

(frische und alte Wunden, akute und chronische Hautleiden, mit Juckreiz usw.)

Teepflanzen zur **innerlichen Anwendung** bei Hautproblemen wirken v.a. **ausschwemmend und entgiftend**, z.B. Schachtelhalm, Brennessel, Stiefmütterchen u.v.a. Man nennt diese Stoffwechseltees auch heute noch gern "Blutreinigungstees".

Pflanzen zur **Anwendung auf der Haut** enthalten viel **Gerbstoff** (Eichenrinde, Hamamelis usw.), **Schleim** (Aloe, Hauswurz, Malve u.a.), **ätherische Öle** (Lavendel, Teebaum u.v.a.), **entzündungswidrige und wundheilende Substanzen** (Johanniskraut, Kamille, Schafgarbe, Ringelblume, Propolis ...).

Gerbstoffe wirken reinigend und antiseptisch sowie juckreizlindernd, Schleime führen der Haut Feuchtigkeit zu und wirken reizlindernd, ätherische Öle wirken keimhemmend und heilungsfördernd.
Lavendel wirkt hautberuhigend und juckreizstillend. Hirtentäschel wirkt blutstillend.
Nachtkerzen-Samenöl führt der neurodermitischen Haut wichtige essentielle Fettsäuren zu.
Propolis, das Kittharz des Bienenstocks, besteht aus pflanzlichen Produkten, welche die Bienen gesammelt haben, und wirkt antiseptisch, wundheilend und immunstimulierend.

Entscheidend für die Wirkung auf die Haut ist aber auch die Beschaffenheit der Grundlage. Für akute nässende Entzündungen beispielsweise braucht man feuchte, fettarme Präparate (Lotion, Creme), für chronische trokken-juckende Hautleiden dagegen eine fette Zubereitung (Öl, Salbe).

Die Kur-Apotheke hält zahlreiche Rezepturen bereit

Zur Einnahme:
Stoffwechsel-Tee nach HP Eicke Merz, Entgiftungstee HöRo
Sechserlei-Tee nach Eva Aschenbrenner, Chrysanthemenblütentee
Dermatitis-Tropfen, Stoffwechsel-Tropfen
Schwedenbitter
Kieselsäure-Kapseln, Zink-Biotin-Kapseln

Zur äußerlichen Anwendung:
Ayblinger Grünes Wundsälblein
Ringelblumen-Propolis-Salbe
Propolis-Tinktur, Ringelblumen-Tinktur, Johannisöl (Rotöl)
Blutstillende Tinktur aus Hirtentäschel und Schafgarbe
Nach-dem-Stich (Insektenstich-Roll-on)
Nach-der-Sonne (Lotion mit Rose, Hamamelis und Hauswurz)
Hautöl pur oder mit Primavera-Duftölen nach Wunsch
Tagescreme, Nachtcreme, Handcreme, Avocadocreme
Körperlotion mit 10% Urea
Kamille-Lavendel-Badeöl, Kamille-Lavendel-Duschöl
Lavendelöl, Lavendelcreme, Lavendel-Puder, Lavendelspray
Lemongrasöl (Citronell-Öl)
Teebaumöl, Teebaum Roll-on
Hauswurz-Urtinktur und Hauswurz-Pflegeprodukte
Nachtkerzenöl-Cremes und -Salben
Katzenpfötchen-Öl und -Salbe
Birken-Haarwasser
Wundheilungsbad nach Hebamme Stadelmann
Aroma-Massageöle nach Hebamme Stadelmann
Silberwasser
Schwedenbitter pur oder verdünnt
Schrundensalbe mit Lärchenterpentin

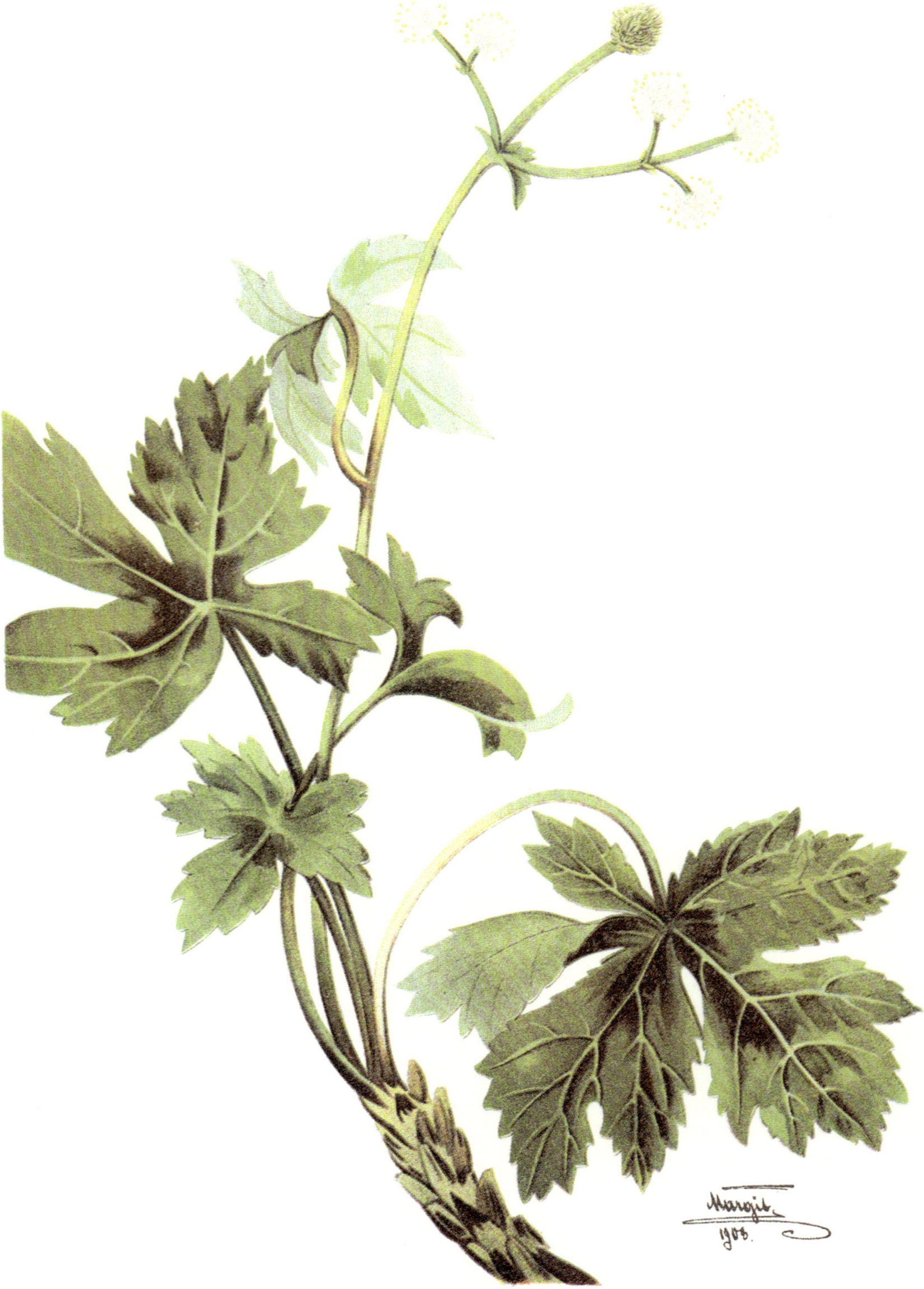

Sanicula europaea Linné. Heildolde, Sanikel.

In Wäldern und Heiden in Europa gemein. Verwendet wird die ganze Pflanze.

Rezepte für die Haut aus alten Büchern:

Das Ertzney-Buech von Melchior Miersperger (Kitzbühel 1607)
Gerhard Dörler (Alt-Tiroler Naturapotheke) zitiert aus dem Ertzney-Buech des Wundarztes Melchior Miersperger, das im Tiroler Landesmuseum Ferdinandeum zu Innsbruck aufbewahrt wird:

Für **Milben, Läuse und Nissen** im Haar und am Kopf, nimm Wermut, Sägespäne und Knoblauch klein gestoßen (je 20g), in Branntwein (¼ Liter) angesetzt, nach 6 Tagen durch ein Tuch geseiht, „mit diesen saft salbe dich, es tedt (tötet) dir milm, leiß, nüssen und alles".
Für **Mitesser**, brenn ein Stroh zu Aschen, mit derselben Aschen bad dich neun Tag.

Bei **Brustdrüsenentzündung**: „Nimb Heyblaimen (Heublumen), und Kamillen, und Biboß (Beifuß), das ist Sunnwent khraut, und thue es in ein Hafen und teckh den haf schan zue, das khain dampff darvon mag, und laß es woll sieden". Für Dampfbäder und Kompressen, die mit dem Sud getränkt werden.

Auflage bei **Erfrierungen**: „Nimb Sanigl wurtzen, gebuluert (gepulvert), und nimb wax, Leinöll, yedes gleichvill, und zerlaß durcheinander, darnach due das pulluer (Sanikelpulver) darein, und seuttes (siede es), das es ein feines Lems müesl (lindes Müslein) werdt, unnd laß es khalt werden, darnach leges auf den Schäden, es hailt schain." Oder: Eiklar, Olivenöl, Honig und Weizenmehl (zu etwa gleichen Teilen) vermischen und auflegen.

Gegen **Schrunden** und aufgesprungene Hände oder Füße („zerschrundten hennd oder fieß"): Nimb Gelb wax, seut es in Pamöll und salb die Schrundten. Das heißt also: bereite eine Wachssalbe aus Bienenwachs und Olivenöl, wie wir es ja heute noch tun, vor allem bei der Ayblinger Salbe und der Katzenpfötchensalbe. Die Salbe sollte nach dem Händewaschen auf die noch etwas feuchten Hände eingerieben werden (Dörler).

Aus diesem Ertzney-Buech stammt auch das Rezept für das Ayblinger Grüne Wundsälblein, wie es der Bader und Wundarzt Maister Steffan zu Aybling gemacht hat:
„Die Khreitter zu dem grien wundtsälblein: seind diese, so gebraucht seindt worden durch den Maister Steffan, Mann, Purger, Bader und Wundtarzt zu Aybling. Nimb Sanigl, synaur (Frauenmantel), Walwurtz (Beinwel), Haydnisch wundtkraut (Goldrute), Winder grien, agrimonia, petonia, Spitzigen wegrich und prauten wegrich, ehrn preis, Rott Puechen, Gachel, Salue, Eissenkrautt, Fünfffinger Khrautt, daussent guldenkhrautt, Sandt Johanneskhrautt."

Osiander, Volksarzneymittel (1826)
Die Volksmedizin kennt zahlreiche Linderungsmittel bei **Bienen-, Wespen- und Mückenstichen**, von denen man im Bedarfsfall sicher eines in der Nähe findet: kaltes Salz- oder Meerwasser, Weinessig oder Zitronensaft, frisch gequetschte Blätter von Wegerich, Malve, Klette oder Petersilie, eine Zwiebelhälfte oder Zwiebelsaft aus den Röhren, Milchsaft des Feigenbaums oder Mohns, Speichel, Urin, nasser Lehm oder Ton, und Harz, das aus Fichtenstämmen quillt.
Fettes Öl anhaltend einzureiben wurde außer bei Bienenstich auch bei Skorpionstich und Tarantelbiss empfohlen. Die **Bisswunden** tollwütiger Hunde und von Schlangen wurden mit glühendem Eisen oder durch Abbrennen von Schießpulver in der Wunde gereinigt. Innerlich gab man Theriak als Gegengift oder sehr viel Wein mit 1 TL Pfeffer oder Chili. Der Ackergauchheil (Anagallis arvensis), ein früher verbreitetes Unkraut, wurde als Abkochung getrunken und als Kompresse auf die Bisswunden gelegt.

Rasche Hilfe bei **Verbrennungen** brachten kaltes Wasser, geschabte rohe Kartoffeln, Milchrahm und Leinöl, oder eine Brandsalbe aus Olivenöl mit geschlagenem Eiweiß.

Zur **Blutstillung** großer Verletzungen, auch bei Operationen, diente der Zunderschwamm (Zundel, Polyporus fomentarius), mit dem Holzhammer weichgeklopft und auf die Wunden gedrückt oder gebunden.

Alte **Wunden und Geschwüre** behandelte man gern mit Leinsamen-Breiumschlägen und Kohlblatt-Auflagen. Man wusch die Wunden mit dem Saft Roter Rüben oder mit Abkochungen von Eichenrinde, Weidenrinde, Walnussblättern oder grünen Walnussschalen in Wasser oder Wein und schmolz eine Wundsalbe aus Honig, Öl und Wachs zusammen.

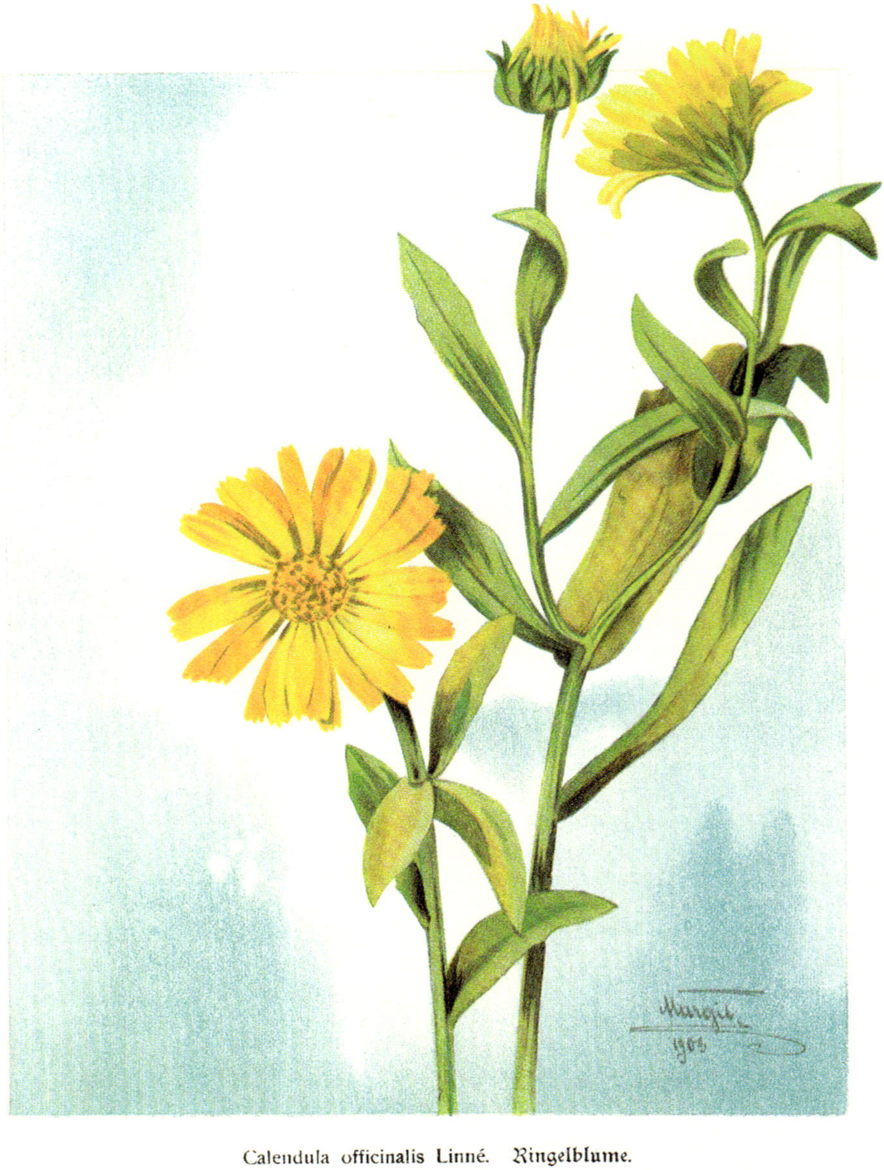

Calendula officinalis Linné. Ringelblume.

Südeuropa, in Gärten in den mannigfaltigsten Abarten. Verwendet werden die Blüten.

Ein wichtiges Mittel bei **allen Hautleiden** (Ausschläge, Krätze, Flechten und Grinde) war stets der Schwefel, mit Schweineschmalz zu einer Salbe verarbeitet oder als Waschwasser (1:10 mit Wasser übergossen, 12 Std. stehen lassen) oder als Räucherung. Oft wurde den Schwefelsalben Seife oder Teer zugesetzt.
NB: Schwefel war sogar bis in die 1990er Jahre noch in den meisten in der Apotheke hergestellten Akne-Rezepturen enthalten.

Für **Waschungen** wurden auch verwendet: Meerwasser oder Salzlake worin gesalzene Fische gelegen, Seifenwasser, Abkochungen von Tabak, grünen Walnussschalen, Wacholder- oder Eibenzweigen, Aufguss von Sumpfporst (Ledum palustre) oder Pfefferminze, Milchbäder, dann Öleinreibungen, Blattauflagen vom Guten Heinrich (Chenopodium bonus-henricus) oder vom Schwarzen Nachtschatten (Solanum nigrum).

Gegen **Juckreiz** nahm man Essigwasser oder drückte einen in Weingeist getauchten Schwamm auf die Haut.

Gegen den **Milchschorf** der Kinder gab man in allen deutschen Ländern Stiefmütterchen-Tee (Viola tricolor) innerlich und äußerlich. Man befeuchtete den Kopf mit Mandelmilch oder bestreute ihn mit Hexenmehl (Bärlapp-Sporen Lycopodium).

Das **Schönheitsmittel** der Römerinnen, wodurch sie die Weiße und den Glanz der Haut zu erhöhen suchten, bestand in Brotkrumen und Eselsmilch, womit sie das Gesicht dick belegten. Die Wienerinnen sammelten den Morgentau von Pflanzen und nahmen ihn als Gesichtswasser, andere bedienten sich des aufgelösten Märzenschnees.

Für eine **reine, weiße und glatte Haut** wuschen sich die Frauen mit Pfirsichkern- oder Mandelmilch (Kerne zerstoßen und mit Wasser zu Brei verrühren) oder mit Reiswasser, dem einige noch etwas Kampfer zusetzten. Bei trockener Haut befeuchtete man sich vor dem Zubettgehen mit frischem Milchrahm oder machte über Nacht eine Packung aus Lindenblütenwasser mit Eigelb. Kinder rieb man bei aufgesprungener Haut erfolgreich mit Bier ein. Bei aufgesprungenen Händen rieb man Hasenfett ein und zog nachts ölgetränkte Handschuhe an.
In älteren Zeiten belegten manche das Gesicht mit frischem Fleisch von Hühnern oder Kälbern oder rieben sich mit dem Blut frisch geschlachteter Hühner oder Tauben ein, um die Haut weiß und glatt zu machen. Osiander ist aber schon überzeugt, dass es für eine schöne Haut nichts besseres als kaltes Wasser und den täglichen Gebrauch der Seife gibt.

Bei **Pickeln und unreiner Haut** empfahl man Waschwässer aus Alkohol mit Rosen- oder Holunderblütenwasser oder Rosenwasser mit Benzoetinktur (sog. Jungfernmilch), außerdem, wie schon oben erwähnt, Mandelmilch, Schwefelwasser und Reiswasser mit Kampfer.

Gegen **Sommersprossen** wurden folgende Hausmittel empfohlen: Erst die Haut durch einen Brei aus zerstoßenen Mandeln und Eidotter erweichen, dann Zitronensaft einreiben. Eine Salbe aus Schwefelmilch und dem Saft unreifer Johannisbeeren bereiten. Kressensaft mit Honig vermischen. Meerrettich 14 Tage lang mit Weingeist übergossen als Gesichtswasser vor dem Schlafengehen. Die Beeren des bittersüßen Nachtschattens (Solanum dulcamara) oder Ochsengalle auf die Sommersprossen tupfen.

Zur Vertreibung von **Muttermalen** probierte man den Saft unreifer Walnüsse und Nacktschnecken, deren Schleim man mehrere Stunden darauf ließ, bevor man ihn abwischte.

Bei **Warzen** nahm man Lauchröhren oder Zwiebeln, Aalblut, Milchsaft von Feigen, Portulak oder Schöllkraut, oder man band eine kleine Kupfermünze fest auf die Warze.

Auf die **Hühneraugen** legte man Speck, saftige Blätter von Dickblattgewächsen (z.B. Tripmadam, Sedum telephium) oder ein in Essig getauchtes Efeublatt.

Tipps zur **Beförderung des Haarwuchses** waren das Einreiben der kahlen Stellen mit Zwiebelsaft, Bärenfett, fettem Wacholderöl, einer Abkochung von Klettenwurzeln oder von Queckenwurzeln, in Bier gekocht.

Noch ein paar volkstümliche Rezepte zur Wundversorgung und für eine gesunde und schöne Haut

In der bayrisch-österreichischen Volksmedizin waren **Pechsalben** als Zug- und Heilsalben und auch als Rheumasalben sehr gebräuchlich. Bei Geschwüren und Wundinfektionen, Fisteln und Abszessen legte man **Pflaster** mit Baumharzen, Holzteer oder Tiroler Steinöl auf. Ein Pflaster im traditionellen Sinn erhält man, indem man eine saubere Wundauflage (früher einfach ein frisch gewaschenes Tuch) mit einer harzig-klebrigen Masse tränkt, die beispielsweise aus Lärchenterpentin, Schmalz und Bienenwachs zusammengeschmolzen wird.
Im Mühlviertel/Oberösterreich nahm man **Pechöl**, das zum Hausgebrauch aus harzreichem Kiefernholz in einem Meiler gebrannt wurde, und rührte mit Honig und Butter eine Salbe daraus. Man konnte sie beispielsweise bei Nagelgeschwür einsetzen (Bauernhausmuseum Großdöllnerhof Rechberg/Mühlviertel).

Höfler (Volksmedizin und Aberglaube, Bad Tölz 1888) schreibt über die bayrischen Bergbauern: Die verschiedenen **„Bletschen“** (z.B. von Rumex alpinus, Floderbletschen, Butterbletschen) wirken kühlend (z.B. hält sich die darin eingewickelte Butter auf der Alm kühl und fest) und werden ohne weitere Zubereitung mit der raugerippten Unterseite auf die leidenden heißen Hautstellen gelegt. – Zum Aufzeitigen, als „Zug“, wird das Floderbletschenblatt mehrmals eingerollt auf die Kohlenglut gelegt bis es „schwitzt“ und dann heiß aufgelegt.

Hauswurzsaft und Lilienöl, das durch Einweichen von Lilienblüten in Olivenöl hergestellt wird, sind bekannte volksmedizinische Mittel bei **Verbrennungen**. Es wird entweder die weiße Lilie (Josefslilie) oder wegen dem farblichen Bezug zum Feuer die Feuerlilie verwendet.

Maria Treben schwört auf den **Spitzwegerich** als Wundbehandlungsmittel für offene Stellen oder Geschwülste. Frische Blätter werden zwischen den Händen zerrieben oder mit dem Nudelholz weich geklopft und dann aufgelegt. Er wirkt ja bekanntermaßen antibakteriell und entzündungshemmend (Schilcher) und hat in der Vergangenheit schon manche Amputation erspart (Bauernhausmuseum Rechberg).

Bei **Nesselausschlag** (“Flug” oder “Flugfeuer” genannt), wie er oft nach dem Genuss von Erdbeeren auftritt, werden in Franken und Schwaben die Betroffenen nackt bis an den Kopf in Mehlsäcke gesteckt, bis sie schwitzen (Lammert 1869).

Topfen-Honig-Packung bei **Akne und Pickeln**: 2 EL Topfen (Quark) und 2 TL Honig gut vermischen und auf Gesicht und Hals auftragen. Die Maske 20 Min. einwirken lassen und sich dabei entspannen; danach mit lauwarmem Wasser abwaschen.
Genauso Bierhefe-Honig-Maske mit 1 Würfel Hefe und 1 EL Honig (aus: Sachranger Hausmittel).

Liebstöckl-Abkochung als Waschlotion für eine **helle Gesichtshaut**: „Item ier solt nemen lubstekh mit wurtzen und all, wascht die schon und sued sy in wasser, so es dan wol gesoten ist so seicht das waser durch ain schen thuech.“ (Dörler)

Ein Tiroler **Haarwuchsmittel**: „Artzney zum Har: Zwybellsafft und salb dich damit, wo du harr wils habenn“ (Dörler)

Bei **Schweißfüßen** hilft, wenn man Eichenrinde und Weidenrinde zu gleichen Teilen mit Walnussblättern über Nacht mit kaltem Wasser ansetzt. Dieses dann langsam erwärmen, abseihen und die Füße öfters darin baden. Außerdem sollte man darauf achten, keine Synthetik-Socken zu tragen (aus Madl: Kräuter-Wissen unserer Mütter)

Gegen **Warzen** nimmt die Volksheilkunde neben frischem Schöllkrautsaft auch den Milchsaft verschiedener Wolfsmilchgewächse. – Im Mühlviertel bestrich man die Warzen dreimal mit einer Speckschwarte und nagelte diese ans Stadeltor; wenn die Speckschwarte verdorrte, fiel die Warze ab (Bauernhofmuseum Rechberg).

Naturkosmetik

Aus den Naturkosmetik-Büchern von Stephanie Faber und den Hobbythek-Büchern von Jean Pütz haben wir viele Anregungen für unsere Eigenherstellung bekommen. Wir empfehlen sie allen, die sich ihre Kosmetik und Pflegeprodukte gern selber machen möchten.

Über das Katzenpfötchen (Italienische Strohblume oder Immortelle Helichrysum italicum)

In der Apotheke sind die dekorativen gelben Strohblumen des mediterranen Katzenpfötchens seit alten Zeiten unter dem Namen Flores Stoechados bekannt und werden in Leber-Galle-Tees oder einfach als Schmuckdroge für Teemischungen verwendet. Die italienische Volksmedizin gebraucht die „fiori d'elicriso" oder „zolfin " bei Bronchitis, Keuchhusten und Asthma.

Ausgehend von der volksmedizinischen Verwendung studierte ein Landarzt in der Toskana, Dr. Leonardo Santini, das Katzenpfötchen eingehend und fand neben zahlreichen Wirkungen auf die Atemwege und das Leber-Galle-System eine ausgeprägte Wirkung bei **chronischen Hautleiden** wie z.B. allergisch-juckendem Ekzem, Neurodermitis und Psoriasis (antiallergisch – juckreizlindernd – entzündungshemmend - schmerzstillend).

Aufgrund dieser Anregung sind auch unser Katzenpfötchenöl und unsere Katzenpfötchensalbe entstanden.

Das Katzenpfötchen ist ein Korbblütler wie Arnika, Ringelblume, Kamille und Schafgarbe, von denen jede ihre besondere Qualität zur Wundheilung hat, und so überrascht auch die Heilwirkung des Katzenpfötchens auf die Haut nicht. Als Wirkstoffe sind Flavonoide und viele Komponenten des ätherischen Öls identifiziert worden, daneben Gerbstoffe und antibiotische Substanzen; die Forschungen sind noch lange nicht abgeschlossen.

Heute wird das Katzenpfötchen unter dem aus dem Englischen übersetzten Namen „Currykraut" in den Gärtnereien angeboten, ist aber eigentlich zum Anbau in unserem Klima ungeeignet.

Neuerdings hat auch die Aromatherapie das Katzenpfötchen entdeckt und benutzt unter dem Namen „Immortelle" das ätherische Öl für dieselben Anwendungsgebiete und auch zur Herstellung einer Naturkosmetik. Beispielsweise wird 3% ätherisches Öl in Aloe vera Gel zur Juckreizlinderung empfohlen (Buckle: Clinical Aromatherapy). Ebenso 3-5%ig in Mandelöl oder Rotöl.

Aromatherapie

Der Chemiker und Parfümforscher René-Maurice Gattefossé beobachtete Anfang des 20.Jahrhunderts, dass Lavendel-Destillateure in Südfrankreich ihre Brandwunden sofort in **Lavendelöl** tauchen und dass bei ihm selbst bei einem schweren Brandunfall im Labor dank Lavendelöl alles praktisch narbenfrei verheilte. Er behandelte im Lazarett die Verwundeten des 1.Weltkriegs mit ätherischen Ölen und stellte fest, dass die Öle nicht nur Wundbrand verhinderten, Wunden heilten, für rasche Vernarbung sorgten, Fieber senkten und Schmerzen linderten, sondern durch ihren Duft auch den Lebenswillen der Kranken stärkten und auf diese Weise zur Heilung beitrugen. So prägte er den Begriff „Aromatherapie".

Einige ätherische Öle, vor allem Lavendel, Lemongras und Teebaum dürfen **unverdünnt** auf der Haut angewendet werden. Jean Valnet (Aroma-Therapie) empfiehlt seine Mischung „Tegarome" (Ätherische Öle: Lavendel - Thymian - Salbei - Eukalyptus - Rosmarin - Rosengeranie - Teebaum – Zypresse) u.a. pur bei Gürtelrose. Andere werden meist mit fetten Basisölen oder mit Alkohol gemischt.

Ätherische Öle wirken nicht nur lokal auf Haut und Schleimhaut, sondern sie werden aufgrund ihrer fettlöslichen (lipophilen) Eigenschaft besonders gut durch Haut und Schleimhaut aufgenommen und entfalten ihre Wirkung im gesamten Organismus. Über Nasenschleimhaut und Geruchssinn gelangen sie direkt ins Gehirn. So ist es möglich, „über die Haut auch die Seele zu behandeln" (Monika Werner/Ruth von Braunschweig: Praxis Aromatherapie).

Die **Hebamme Ingeborg Stadelmann** lässt in ihrer Aromatherapie stark verdünnte ätherische Öle sogar bei Schwangeren, Stillenden und Säuglingen anwenden. Die ätherischen Öle wirken ganzheitlich auf Körper, Geist und Seele.

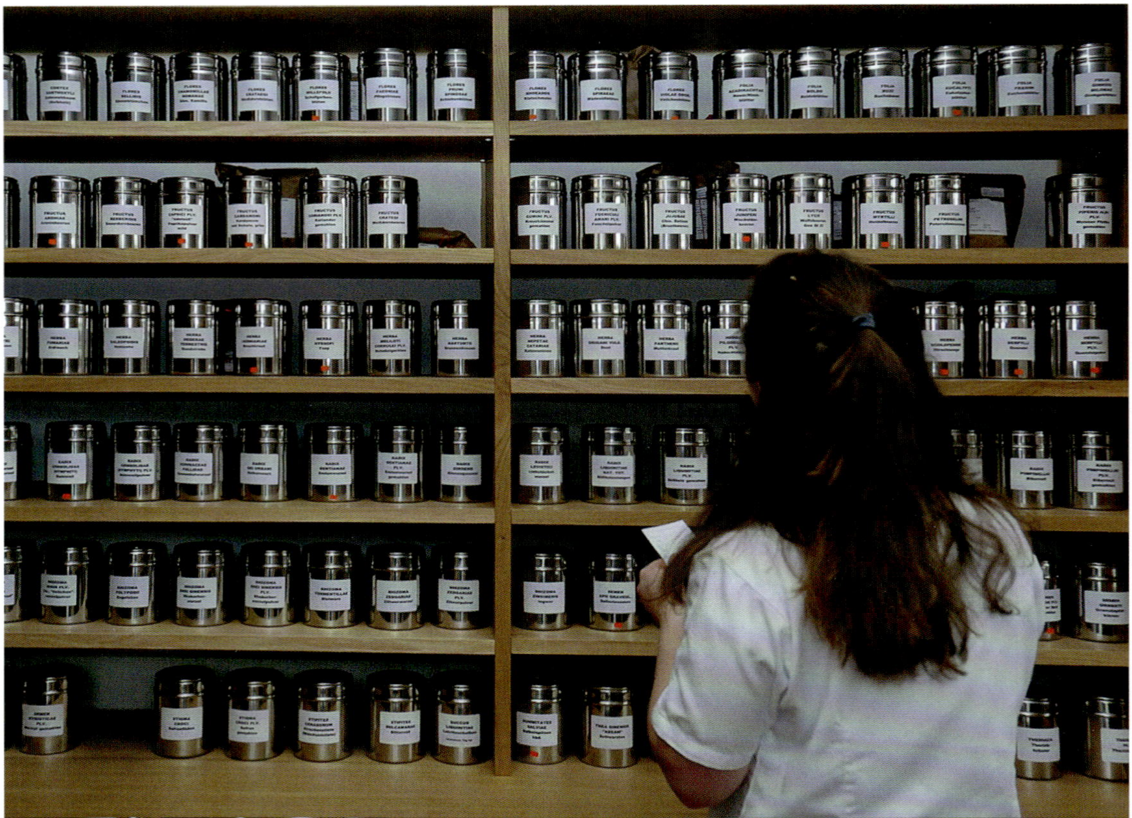

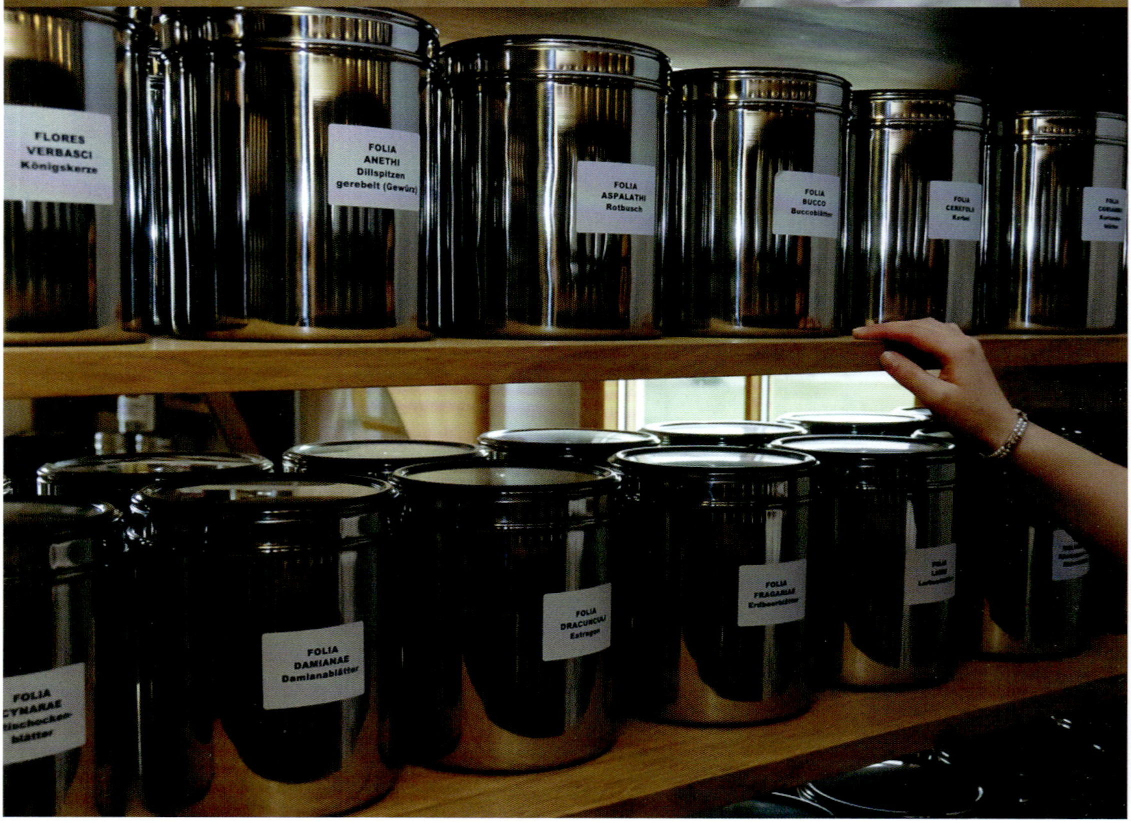
FLORES VERBASCI Königskerze
FOLIA ANETHI Dillspitzen gerebelt (Gewürz)
FOLIA ASPALATHI Rotbusch
FOLIA BUCCO Buccoblätter
FOLIA DAMIANAE Damianablätter
FOLIA DRACUNCULI Estragon
FOLIA FRAGARIAE Erdbeerblätter
FOLIA CYNARAE

2. Abschnitt: Rezepturen

Rezeptsammlung der Kur-Apotheke von A (Acerola-Taler) bis Z (Zistrosen-Rachenspray)

Die folgenden Rezepturen haben sich bei uns bewährt und sind unsere Empfehlungen.
Gerne fertigen wir darüber hinaus auch Spezialrezepturen nach Ihren Anweisungen an.

Acerola-C-Taler
1 Taler enth. 500mg Vitamin C
mit Acerola-Fruchtpulver und Citrus-Bioflavonoiden, Rutin und Hesperidin
Empfehlung: 1 Taler tgl. lutschen

Aglio-Olio-Peperoncino-Gewürzmischung
nicht nur für Pasta-Rezepte, sondern auch besonders gut zu Kartoffeln
Chili, Knoblauch (Flocken und Granulat), Petersilie, Kerbel

Antistress-Rezeptur
Eleutherococcus senticosus TM - Taigawurzel-Urtinktur
Ginseng (Panax ginseng) TM - Ginseng-Urtinktur
Rhodiola rosea TM - Rosenwurz-Urtinktur ãã
S. bei Bedarf 2-3x tgl. 20-30 Tr. in etwas Flüssigkeit (Vorsicht: enthält ca. 75% Alkohol)

Amalgam-Ausleitung
siehe -> Ausleitungs- und Entgiftungskombinationen

Apfelkuchengewürz
neue, verfeinerte Rezeptur: Sternanis, Muskatnuss, Gewürznelken,
Roh-Rohrzucker, Vanilleschote, Zimt, Zitronenschale

Apothekenbitter
aus siebzehnerlei Heilkräutern (Enzian, Kalmus, Ingwer, Engelwurz...), enthält 35% Alkohol

Arnikatinktur
Tinctura Arnicae (1:10) Ph.Eur., enth. 70% Alk.
Für Umschläge bei Zerrungen, Verstauchungen u. Blutergüssen 1:4 mit Wasser verdünnen.
Nicht einnehmen! Zur Einnahme gibt es homöopathische Zubereitungen aus der Arnikawurzel.

Arnika-Latschen-Einreibung
mit Menthol und Naturkampfer u.a.
erfrischt - belebt - durchblutet

Aromatherapie nach Hebamme Stadelmann
Wir fertigen Aroma-Massageöle und andere Mischungen
nach Ingeborg Stadelmann, Hebammensprechstunde,
und Ingeborg Stadelmann, Aromamischungen bzw. Aromatherapie

Artischocken-Kapseln
1 Kps. enth. 300mg Artischocken-Trockenextrakt (4:1)
als Nahrungsergänzung zur Förderung der natürlichen Fettverdauung
Empfehlung: 1 Kapsel vor jeder Hauptmahlzeit

Asant (Teufelsdreck)
Asa foetida plv. - Asantpulver 30%
Semen Foenugraeci plv. - Bockshornkleepulver 70%
ein Gewürz aus Iran und Afghanistan, wichtig in der ayurvedischen Küche,
früher generell zur Abwehr des Bösen gebraucht

Aua-Perlen (Verletzungs-Globuli)
Arnica D6
Hypericum D6
Ruta D6
Symphytum D4 ãã
S. bei Bedarf mehrmals tgl. 3-5 Globuli

Aufbaumittel nach Hebamme Stadelmann
Calcium carbonicum D3
Calcium phosphoricum D3
China D6
Ferrum metallicum D6
Magnesium carbonicum D6
Silicea D4
Stannum metallicum D6
Zincum metallicum D6
nach Schwangerschaft und Stillzeit
S. bei Bedarf 1 TL voll im Mund zergehen lassen

Ausleitungstropfen nach HP Alfons und Doris Fischer
Carduus marianus TM - Mariendistel-Urtinktur
Monarda didyma TM - Indianernessel-Urtinktur
Melissa officinalis TM - Melissenblätter-Urtinktur
Plantago major TM - Breitwegerich-Urtinktur
Trifolium pratense TM - Rotkleeblüten-Urtinktur âã
S. bei Bedarf 3-5x tgl. 5-10 Tropfen in Wasser einnehmen

Ausleitungs- und Entgiftungs-Kombination nach Zahnarzt Dr. Schloßer, Kolbermoor
Allium ursinum TM - Bärlauch-Urtinktur 3xtgl. 20 Tr.
Koriander-Frischpflanzen-Essenz CILANTRIS Nestmann 3xtgl. 10 Tr.
Solidago virgaurea TM - Goldruten-Urtinktur 3xtgl. 20 Tr.
S. im Rahmen der Amalgamausleitung alle drei Tinkturen, dazu noch LUVOS-Heilerde IMUTOX einnehmen

Ausleitungs- und Entgiftungs-Kombination aus der Zahnarztpraxis Dres. Hochwind und Mühlfriedel, Bad Aibling
Allium ursinum TM - Bärlauch-Urtinktur 3xtgl. 10 Tr.
Koriander-Frischpflanzen-Essenz CILANTRIS Nestmann 3xtgl. 10 Tr.
Laminaria-japonica-Alge Kur-Apotheke 1 Kps. pro 10kg KG morgens nüchtern
Zur Ausleitung unbedingt noch LUVOS-Heilerde IMUTOX und Salus FREETOX 12-Kräuter-Elixier einnehmen

Avocado-Creme nach Apotheker Franz Ranft, Miesbach
reichhaltige natürliche Pflegecreme mit ausgewogenem Fett- u. Feuchtigkeitsanteil, ohne chemische Zusätze, ohne Konservierung; für jedes Alter und jeden Hauttyp geeignet
enth. Wasser, Avocadoöl, Wollwachs, Bienenwachs, natürliche Duftstoffe

Ayblinger Grünes Wundsälblein
nach einer Originalrezeptur aus dem 16. Jahrhundert von "Maister Steffan - Bader und Wundtarzt zu Aybling"
17-Kräuter-Auszug in Olivenöl und Bienenwachs mit Sanikel, Frauenmantel, Beinwell, Goldrute, Wintergrün, Odermennig, Betonie, Spitzwegerich, Ehrenpreis, Beifuß, Schafgarbe, Salbei, Eisenkraut, Gänsefingerkraut, Tausendgüldenkraut, Johanniskraut, Gauchheil

Baby-Windelbalsam nach Hebamme Stadelmann
Äther. Primavera-Öle: Rose bulg., Manuka, Thymian, Rosengeranie, Palmarosa
in Aloe-vera-Öl. Jojobaöl, Bienenwachs, Sheabutter, Wollwachs, Rosenwasser

Bachblüten
Wir fertigen individuelle Mischungen original englischer und kalifornischer Bachblüten

Bad Aiblinger Heilmoor im Eimer
zur äußerlichen Anwendung als Kalt- oder Warmauflage und für Bewegungs- und Knetübungen.
Zur mehrfachen Anwendung bestimmt

NB: Bad Aiblinger Heilmoor gibt es außerdem als Moorbad-Konzentrat in der Flasche, als Salbe und als fertiges Moorkissen in verschiedenen Größen.

Baharat
Arabische Gewürzmischung aus Pfeffer, Rosenpaprika, Koriander, Zimt, Nelken, Muskat, Piment, Kardamom

Baldriantinktur
Tinctura Valerianae Ph.Eur., enth. ca. 65% Alk.
Zur Beruhigung 2-3x tgl. ½ TL mit Wasser. Bei Einschlafstörungen 1 TL ½ Std. vorm Schlafen.

Baunscheidt-Öl nach HP Stefan Singer

Histamin. hydrochloric.	1,0
Ol. Caryophylli	2,5
Ol. Juniperi	2,5
Tanacetum vulg. TM	10,0
Spirit. Sinapis	25,0
Ol. Ricini	10,0
90% Spiritus	49,0

für ableitende Hautreize, nur vom Therapeuten anzuwenden!

Beinwellsalbe nach Hebamme Stadelmann

mit Beinwellwurzeltinktur (alkaloidgereinigt), Bienenwachs, Propolis, Wollwachs, Mandel-, Ringelblumen- und Johannisöl; auch im Wochenbett und für Säuglinge geeignet

Berbere

Äthiopische Gewürzmischung aus Ajowan, Bockshornklee, Kardamom, Chili, Ingwer, Koriander, Kreuzkümmel, Muskat, Nelken, Pfeffer, Piment

Bertram

Radix Pyrethri plv. EB6 (Anacyclus pyrethrum)
wichtiges Gewürz der Hildegard-Medizin, gilt als „blutreinigend"
S. täglich 1-3 Messerspitzen voll aufs Butterbrot oder übers Essen streuen oder mitkochen (z.B. für Saucen, Suppen, Dinkelgerichte)

Beruhigungstee für Kinder

Fol. Melissae - Melissenblätter	28,0
Hb. Passiflorae - Passionsblumenkraut	21,0
Fl. Chamomillae german. - Kamillenblüten	14,0
Fl. Aurantii amari - Orangenblüten	7,0

S. 1-2 TL pro Tasse überbrühen und etwa 10 Min. bedeckt ziehen lassen

Biochemische Tabletten (Schüßler-Salze)

auf Basis von Milchzucker (Lactose) und Kartoffelstärke

Nr. 1 Calcium fluoratum D12
Nr. 2 Calcium phosphoricum D6
Nr. 3 Ferrum phosphoricum D12
Nr. 4 Kalium chloratum D6
Nr. 5 Kalium phosphoricum D6
Nr. 6 Kalium sulfuricum D6
Nr. 7 Magnesium phosphoricum D6
Nr. 8 Natrium chloratum D6
Nr. 9 Natrium phosphoricum D6
Nr.10 Natrium sulfuricum D6
Nr.11 Silicea D12
Nr.12 Calcium sulfuricum D6

NB: ggf. Dosen zum Nachfüllen mitbringen

Birken-Haarwasser mit Lavendel und Rosmarin

aus Birkensaft-Urtinktur mit Lavendel-Rosmarin-Spiritus
S. nach Bedarf auf die Kopfhaut auftragen, am besten nach dem Waschen auf die noch feuchten Haare

Bittere Tinktur

Tinctura amara DAB6 (enth. 65% Alk.)
S. bei Bedarf 3xtgl. 20-40 Tropfen mit Wasser verdünnt einnehmen
NB: kann auf Wunsch auch mit Aromatischer Tinktur DAB6 gemischt werden.

Bitter-Mixtur nach HP Andrea Köstler, Bad Aibling

Angelica TM - Engelwurz-Urtinktur	10,0
Cynara TM - Artischockenblätter-Urtinktur	20,0
Carduus marianus TM - Mariendistelfrüchte-Urtinktur	20,0

S. 3xtgl. 20 Tr. in Wasser oder Tee einnehmen (enthält 60% Alkohol)

Bittersalz
Magnesium sulfuricum cryst. - Magnesiumsulfat Ph.Eur.
S. zum Abführen bei Fastenkuren 1 EL voll auf ein großes Glas (lauwarmes) Wasser.
Nur kurzzeitig anwenden!

Blasen- und Nierentee

Fol. Maté virid. - grüne Mateblätter	
Fol. Orthosiphon. - Ind. Blasentee	ââ 5,0
Herba Solidaginis virgaureae - echte Goldrute	
Fr. Phaseoli sine sem. - Bohnenschalen	
Hb. Equiseti - Ackerschachtelhalm	
Fol. Betulae - Birkenblätter	ââ 10,0

zur Durchspülung bei leichten Harnwegsinfekten
S. 1-2 TL pro Tasse überbrühen und 10 Min. bedeckt ziehen lassen

NB: statt mit Goldrute auch mit Fol. Uvae-ursi - Bärentraube möglich (originale NRF-Vorschrift)

Blasen-Nieren-Tropfen

Bucco TM - Bukkoblätter-Urtinktur	10,0
Equisetum TM - Schachtelhalm-Urtinktur	10,0
Rhus aromatica TM - Gewürzsumach-Urtinktur	10,0
Solidago virgaurea TM - Goldruten-Urtinktur	20,0

S. 3xtgl. 30-40 Tr.

Blütentee
Jasminblüten, Rosenblüten, Hollerblüten, Malvenblüten, Orangenblüten, Kornblumen, Katzenpfötchen, Grüner Tee „Sencha"
S. 1-2 TL pro Tasse überbrühen und 5 Min. bedeckt ziehen lassen

Blutdruck-Tropfen (alte Rezeptur)

Crataegus D2	20,0
Reserpin D3	10,0
Rauwolfia D3	10,0
Viscum album D2	10,0

S. 2-3xtgl. 7 Tr. vor dem Essen

Blutreinigungstee
siehe -> Entgiftungstee HöRo, Frühlingstee oder Stoffwechseltee nach HP Eicke Merz

Blutreinigungstropfen
siehe -> Ausleitungstropfen, Drainagetropfen oder Stoffwechseltropfen

Blutsalzkur nach Ottinger I: Pulver
Kal. sulf., Calc. phos., Amm. carb., Magn. phos., Natr. bicarb., Kal. bicarb., Terr. silic.

Blutsalzkur nach Ottinger II: Tropfen
Acid. citric., Acid. tartar., Acid. phos.

morgens nüchtern und evtl. abends vor dem Schlafen Pulver und Tropfen kombiniert mit Zitronensaft einnehmen, im Kombipack erhältlich

Blutstillende Tinktur
Bursa pastoris TM - Hirteltäschel-Urtinktur
Millefolium TM - Schafgarben-Urtinktur ââ
S. innerlich bei Bedarf mehrmals tgl. 20-40 Tr.
äußerlich 20 Tr. auf Mull geben und leicht auf die Verletzung drücken

Bremer Nasensalbe nach Prof. Dr. Weber, Bad Aibling

Pfefferminzöl	0,05
Chlorhexidin-acetat	0,01
Propylenglycol	0,33
Neutralöl	3,30
Wollwachs	6,31

S. bei Bedarf erbsengroße Menge pro Nasenloch verwenden

Bronchitistee HöRo nach Dres. Hörl und Rollhausen, Bad Aibling

Hb. Thymi - Thymiankraut	22,5
Rad. Liquiritiae - Süßholzwurzel	15,0
Fl. Primulae - Schlüsselblumen	15,0
Fr. Foeniculi amari - Bitterer Fenchel	22,5

S. 1-2 TL pro Tasse überbrühen und etwa 10 Min bedeckt ziehen lassen

Brotgewürz nach Konditormeister Johannes Rott, Bad Aibling

Fenchel, Koriander, Kümmel, Schwarzkümmel, Bockshornklee

Brustbalsam

Kampfer und äther. Öle aus Rosmarin, Eukalyptus, Latschenkiefer, Lavendel, Pfefferminze, Thymian, Zitrone in Eucerin; befreit die Nase, löst den Husten

NB: nicht für Säuglinge verwenden - für Säuglinge eignet sich Thymian-Myrte-Balsam.

Brusttee (Species pectorales DAB6)

Rad. Althaeae - Eibischwurzel	40,0
Rad. Liquiritiae - Süßholzwurzel	15,0
Rh. Iridis - Iriswurzel ("Veilchenwurzel")	5,0
Fol. Farfarae - Huflattich (alkaloidarm)	20,0
Fl. Verbasci - Wollblumen (Königskerze)	10,0
Fr. Anisi - Anisfrüchte	10,0

S. 1 EL pro Haferl in kaltem Wasser ¼ Std. einweichen und kurz aufkochen; auch für Kinder jeden Alters

Bukkoblätter

Fol. Bucco EB6

ein wohlschmeckender Blasentee, harntreibend und desinfizierend bei chronischem Blasenkatarrh

S. 1-2 TL pro Tasse überbrühen und 5-10 Min. bedeckt ziehen lassen

Buntnessel (Coleus forskohlii) siehe -> Indische-Buntnesselwurzel-Tinktur

Calciumascorbat-Pulver

magenfreundliche Form von Vitamin C, säurefrei

1 Messerspitze entspricht etwa 200mg Vitamin C, bei Bedarf mehrmals täglich

Calciumcitrat-Pulver

bei Calciummangel einnehmen; 1 TL enthält etwa 500mg Calcium

Chinesische Kraftsuppe Nr. 1 nach Dr. Sandra Bürklin

Rhizoma Ligustici sinensis (chuan xiong) - Szechuan-Liebstöckel

Radix Angelicae sinensis (dang gui) - Chinesische Engelwurz

Fructus Jujubae (da zao) - Chinesische Datteln

Traditionell bei allgemeinen Schwächezuständen, nach einer Erkrankung oder zur Stärkung nach der Geburt.

S. zusammen mit Wurzelgemüse und evtl. einem Suppenhuhn langsam zum Kochen bringen und mindestens zwei Stunden lang mit geschlossenem Deckel auf kleinster Stufe köcheln lassen (gilt auch für die folgenden Kraftsuppen).

Chinesische Kraftsuppe Nr. 2 nach Dr. Sandra Bürklin

Rad. Rehmanniae (shu di huang) - Chinesische Braunwurz

Rad. Angelicae sinensis (dang gui) - Chinesische Engelwurz

Rad. Paeoniae albae (bai shao) - Weiße Pfingstrosenwurzel

Rhizoma Ligustici sinensis (chuan xiong) - Szechuan-Liebstöckel

Fructus Jujubae (da zao) - Chinesische Datteln

Traditionell zur Harmonisierung des mentalen Zustandes und zur Unterstützung der Leistungsfähigkeit, sowie bei chronischem Blutmangel und Blutverlust.

Chinesische Kraftsuppe Nr. 3 nach Dr. Sandra Bürklin

Rad. Rehmanniae (shu di huang) - Chinesische Braunwurz

Rad. Ginseng (ren shen) - Ginsengwurzel

Rad. Angelicae sinensis (dang gui) - Chinesische Engelwurz

Rad. Paeoniae albae (bai shao) - Weiße Pfingstrosenwurzel

Rad. Astragali (huang qi) - Tragantwurzel

Rhizoma Ligustici sinensis (chuan xiong) - Szechuan-Liebstöckel

Traditionell nach langer, kräftezehrender Erkrankung oder bei ausgeprägter Kraftlosigkeit nach der Geburt.

Chinesische Wochenbettsuppe nach Dr. Sandra Bürklin

Rad. Astragali (huang qi) - Tragantwurzel
Radix Angelicae sinensis (dang gui) - Chinesische Engelwurz
Zur Unterstützung der Heilungsprozesse nach der Geburt.
S. zusammen mit Wurzelgemüse und evtl. einem Suppenhuhn langsam zum Kochen bringen und mindestens zwei Stunden lang mit geschlossenem Deckel auf kleinster Stufe köcheln lassen

Chinesischer Blütentee "Himmlische Gelassenheit"

Eine Komposition aus Chrysanthemen-, Geißblatt-, Jasmin-, Orangen- und Kamtschatka-Rosenblüten.
S. 1 TL pro Tasse überbrühen und 5-10 Minuten bedeckt ziehen lassen.

Chinesisches Fünfgewürz

Szechuanpfeffer, Zimt, Nelken, Fenchel, Sternanis - wichtig für Wok-Gemüse

"Cholapret"-Rezeptur (Leber-Galle-Tropfen, geänderte Rezeptur mit Urtinkturen)

Boldo TM - Boldoblätter-Urtinktur	15ml
Chelidonium TM - Schöllkraut-Urtinktur	15ml
Curcuma TM - Javan.-Gelbwurz-Urtinktur	20ml

S. bei Bedarf 3xtgl. 20-50 Tr. vor dem Essen

Cholesterintee (Hausmischung)

Fol. Cynarae - Artischockenblätter	30,0
Rad. Taraxaci cum herba - Löwenzahn	15,0
Rad. Cichorii - Zichorienwurzel (Wegwarte)	15,0
Hb. Veronicae - Ehrenpreis	15,0
Rh. Graminis - Queckenwurzel	10,0
Fl. Stoechados - Katzenpfötchen	5,0
Fol. Menthae pip. - Pfefferminze	5,0
Strobuli Lupuli - Hopfenzapfen	5,0

S. 1 TL pro Tasse etwa 3 Min. kochen und noch etwa 3 Min. ziehen lassen

Chrysanthemenblüten

Chrysanthemi flos (Ju Hua) Chin. Arzneibuch
Ein vielseitig verwendbarer chinesischer Blütentee. Jeweils 10-12 Blüten mit 1 Liter kochendem Wasser übergießen und 8-10 Min. ziehen lassen; heiß oder kalt trinken.

Cranberry-Kapseln

1 Kapsel enthält 340mg Cranberry-Konzentrat 25:1
Als Nahrungsergänzung für gesunde Harnwege; reich an Vitaminen und sekundären Pflanzeninhaltsstoffen, v.a. Proanthocyanidinen. Empfehlung: 3x1 Kapsel täglich mit viel Flüssigkeit

Curcuma-Kapseln mit Schwarzem Pfeffer

Die Gelbwurz ist ein indisches Gewürz und ein Naturheilmittel des Ayurveda; sie unterstützt die Leber-Galle-Funktion und vieles mehr. Schwarzer Pfeffer verbessert die Aufnahme der Curcuma-Inhaltsstoffe.
Empfehlung: 1-2 Kapseln täglich mit viel Flüssigkeit

Curry

Koriander, Gelbwurz, Kreuzkümmel, Bockshornklee, Fenchel, Paprika, Pfeffer, Nelken, Cardamom, Ingwer, Zimt, Salz
Das Rezept wurde uns von einer Stammkundin aus Indien mitgebracht.

Damiana - „Mexikanischer Liebestee"

Fol. Damianae (Turnera diffusa HAB)
S. 1 TL pro Tasse überbrühen und 5 Min. bedeckt ziehen lassen

Damm-Massage-Öl nach Hebamme Stadelmann

Primavera-Öle: Muskatellersalbei, Rose in Nachtkerzen-, Weizenkeim- und Johannisöl

Dampfbad-Mischung nach HNO-Ärztin Dr. Reugels, Bad Aibling

Fl. Chamomillae german. - Kamille
Fol. Salviae - Salbei
Hb. Thymi - Thymian ââ
S. 1 Handvoll der Kräutermischung überbrühen, ½ TL Salz zufügen u. etwa 20 Min. möglichst heiß inhalieren

Dermatitis-Tropfen

Cardiospermum TM - Ballonreben-Urtinktur	15,0
Dulcamara TM - Bittersüß-Urtinktur	15,0
Viola tricolor TM - Stiefmütterchen-Urtinktur	20,0

S. bei Bedarf 3x30 Tr. in Wasser oder Tee einnehmen

Diabetiker-Tee nach Dr. Walther Zimmermann

(Dr. W. Zimmermann war 1958-1989 Chefarzt des Krankenhauses für Naturheilweisen in München-Harlaching)
Hb. Galegae - Geißraute
Fr. Phaseoli sine sem. - Bohnenschalen
Fol. Myrtilli - Heidelbeerblätter
Hb. Alchemillae - Frauenmantel
Hb. Violae tric. - Stiefmütterchen ââ ad 100,0
S. 1 EL pro Haferl kalt ansetzen, aufkochen und 10 Min. ziehen lassen. Zu jeder Mahlzeit 1 Tasse trinken.
Empfehlenswert als Alltagsgetränk für Zuckerkranke

Diabetiker-Tropfen aus aller Welt

2 Teile Haronga (Harunganae cortex) TM - Harongarinden-Urtinktur aus Madagaskar
1 Teil Syzygium jambolanum TM e sem. - Jambulsamen-Urtinktur aus der indischen Medizin
1 Teil Poterium (Sarcopoterium) spinosum TM - Dornbibernellen-Urtinktur aus der arab. Medizin
1 Teil Myrtillus TM e fol. - Heidelbeerblätter-Urtinktur aus Mitteleuropa
S. 3xtgl. 25-30 Tr. in Wasser oder Tee einnehmen

Diät-Drink mit Vanille-Geschmack

mit hochwertigen Proteinen aus Joghurt und Soja, wichtigen Vitaminen, Mineralstoffen und Honig.
Zum Ersetzen von 1-2 Mahlzeiten täglich im Rahmen einer gewichtskontrollierenden Ernährung.
Auf ausreichende Flüssigkeitszufuhr achten: 2-3 Liter täglich trinken.

Drainagetropfen nach HP Paul Wagner, Bad Aibling

Chelidonium D4
Crataegus D4
Hydrastis D4
Solidago D4 ââ
S. 3xtgl. 7 Tr. zur Stoffwechselaktivierung und Entgiftung

Durchfall-Tropfen

Tct. Gentianae - Enziantinktur	10ml
Tct. Absinthii - Wermuttinktur	10ml
Tct. Tormentillae - Blutwurztinktur	30ml

S. bei Bedarf mehrmals 30 Tr. in Wasser oder Tee einnehmen

Echinacea-purpurea-Presssaft

100ml enth. 80ml Presssaft aus frischem, blühendem Purpursonnenhutkraut (ca. 22% Alkohol)
S. bei Bedarf nehmen Erw. und Jugendl. 4-5xtgl. je 40 Tr. in etwas Wasser ein.
Vorsicht bei Allergie gegen Korbblütler und bei Autoimmunerkrankungen!

Eibischsirup

hergestellt nach DAC aus Eibischwurzeln und Zuckersirup, konserviert mit 0,1% Alkyl-4-hydroxybenzoaten.
Kann auch mit andern Pflanzenauszügen gemischt werden, gut eignet sich z.B. Spitzwegerich
S. als Hustensirup mehrmals tgl. 1 TL - 1 EL

Eibischteig

siehe -> Wiener Eibischteig

Eibischwurzel-Tee

R. Althaeae Ph.Eur.
lindert gereizte Schleimhäute im Rachen sowie im Magen-Darm-Bereich, besonders wertvoll bei Mundtrockenheit; als Genusstee gut zu kombinieren mit Lindenblüten oder Wildapfel
S. 1 TL pro Tasse mehrere Stunden mit kaltem Wasser ausziehen, kurz aufkochen und abseihen

---

Emser Salz (synth.)

Sal Ems fact. EB6
S. 1 TL in 250ml abgekochtem oder destilliertem Wasser lösen; für Inhalationen und Nasenspülungen

---

Engelwurzbalsam nach Hebamme Stadelmann
Wollwachs, Bienenwachs, Sheabutter, Johannisöl, Primavera-Öle: Angelika, Majoran, Thymian
Bei Bedarf auf die Nasenflügel streichen; auch für Schwangere und Säuglinge geeignet

Engelwurz-Wein
bei Appetitlosigkeit, Völlegefühl, Blähungen u.a. Verdauungsstörungen, "stärkt Herz u. Gemüt" (Kräutersegen)

Entgiftungstee HöRo nach Dres. Hörl und Rollhausen, Bad Aibling

Rad. Taraxaci cum herba - Löwenzahn	20,0
Fol. Urticae - Brennessel	10,0
Hb. Equiseti - Schachtelhalm	10,0
Fol. Betulae - Birkenblätter	5,0
Fr. Cynosbati cum sem. - Hagebutten	5,0
Fol. Menthae pip. - Pfefferminze	50,0

S. 2-3 TL mit ½ Liter Wasser überbrühen und 5-7 Minuten bedeckt ziehen lassen; am Vormittag trinken.
NB: der Entgiftungstee wird auf Wunsch auch ohne Pfefferminze hergestellt.

Entgiftungs- oder Entwässerungstropfen
siehe -> Ausleitungstropfen, Drainagetropfen oder Stoffwechseltropfen

Enzym-Kautabletten
1 Kautablette enthält 250mg Ananaspulver, 250mg Mangopulver, 250mg Papayapulver, 25mg Ananas-Enzym Bromelain, 25mg Papaya-Enzym Papain, 10mg Kiwi-Enzym Actinidain, 450mg Fibersol-2 (Ballaststoff auf Maisstärkebasis).
Pflanzliche Enzyme und Ballaststoffe unterstützen Diäten und Schlankheitskuren positiv.
Empfehlung: 2xtgl. 3 Kautabletten, vor den Mahlzeiten kauen und mindestens ½ Liter Flüssigkeit trinken

Erkältungsbad Hausrezeptur
Kampfer u. äther. Öle von Eukalyptus, Rosmarin, Latschenkiefer u.a. in Paraffin/Sojaöl, Emulgator Mulsifan.
S. ca. 20-40ml für ein Vollbad, auch als Rheumabad zu gebrauchen
NB: Nicht bei bereits ausgebrochenem Fieber, nicht für Kinder in den ersten beiden Lebensjahren!

Erkältungstee (Hausmischung)

Fl. Tiliae - Lindenblüten	30,0
Fl. Sambuci - Hollerblüten	20,0
Hb. Spiraeae ulmariae - Mädesüß	20,0
Hb. Thymi - Thymian	10,0

S. 1 TL pro Tasse überbrühen und etwa 12 Minuten bedeckt ziehen lassen;
2-3 Tassen abends heiß mit Honig trinken

Essigsaure Tonerde
Aluminium aceto-tartaricum solutum DAB - Aluminium-acetat-tartrat-Lösung
S. für Umschläge 1-2 EL, zum Gurgeln 1 TL auf ein Glas Wasser

Examen-Globuli
Gelsemium D6
Strophanthus D6
Argentum nitricum D12
Coffea D12 ââ
S. bei Bedarf mehrmals tgl. 5 Globuli

Fenchelhonig mit Eibisch
S. für hustende Kinder ab 1 Jahr 3xtgl. 1 Teelöffel voll

Fenchel-Mischpulver (Stärkungspulver) nach Hildegard von Bingen
Fenchel, Galgant, Diptam, Habichtskraut.
Wichtige Gewürzmischung der Hildegard-Medizin, bei Verdauungsbeschwerden und in der Rekonvaleszenz nach durchgemachten Krankheiten und Operationen.

Franzbranntweine
Als durchblutungsfördernde alkoholische Einreibungen stellen wir sowohl einen farblosen Wacholdergeist als auch eine grüne Arnika-Latschen-Einreibung her, siehe dort.
Mehrmals täglich kräftig einreiben und trockenmassieren.

Frauen-Haustee aus dem Priental

Fl. Calendulae - Ringelblumen	5,0
Fl. Chamomillae german. - Kamillen	20,0
Hb. Alchemillae - Frauenmantel	25,0
Hb. Millefolii - Schafgarbe	25,0

Hausrezeptur für alle Frauenleiden, von den Bäuerinnen im Priental bei Sachrang aufgeschrieben, besonders wertvoll bei schmerzhaften Monatsblutungen.
S. 1 TL pro Tasse überbrühen und etwa 10 Min. bedeckt ziehen lassen, 2 Tassen tgl. trinken

Frauen-Teemischungen nach Dr. Anja Engelsing, Dettendorf bei Bad Aibling
Wir stellen verschiedene Mischungen nach den Anweisungen der naturheilkundlichen Frauenärztin her.

Früchtetee (Hausmischung)
Wildapfel, Hibiskus, Hagebutten, Orangen- und Zitronenschalen.
S. 1 TL pro Tasse überbrühen und etwa 15 Min. bedeckt ziehen lassen

Frühlingstee (Hausmischung)
Goldrute, Löwenzahn, Schachtelhalm, Katzenpfötchen, Holler, Pfefferminz, Johanniskraut, Fenchel, Kornblume
Zur Frühjahrskur, „entschlackt - entwässert".
S. 3 EL pro Liter überbrühen und etwa 10 Min. bedeckt ziehen lassen

Galgant
Rh. Galangae plv. (Alpinia officinarum) - Galgantwurzelpulver
wichtiges Mittel der Hildegard-Medizin, medizinisch wertvoll bei Kreislaufschwäche verbunden mit Wetterfühligkeit und Kopfschmerzen, auch in der Küche geschätzt für Suppen, Gemüse- und Fleischgerichte

Galgant-Tabletten 200mg
S. bei Bedarf mehrmals tgl. 1-2 Tbl. vor dem Essen im Mund zergehen lassen

Garam Masala
Indische Gewürzmischung aus Zimt, Nelken, Pfeffer, Kardamom

Gelenk-Globuli
Actaea spicata D12
Apis D12
Bryonia D12
Rhus tox. D12 ââ
S. bei Bedarf mehrmals tgl. 5 Globuli

Gelenk-Kapseln
Glucosaminsulfat-2KCl 425mg, Chondroitinsulfat-Na 50mg, Grünlippmuschelpulver 7,5mg
mit Zinkgluconat, Vitamin C, Vitamin D und Kupfer
Glucosamin wurde in der Grünlippmuschel entdeckt, Chondroitin im Haifischknorpel.
Empfehlung: 2xtgl. 1 Kapsel als Nahrungsergänzung für strapazierte Gelenke

Gelenk-Tropfen
Actaea spicata D12
Apis D12
Bryonia D12 ââ
Homöopathisches Mittel speziell für die kleinen Gelenke
S. 3xtgl. 5 Tr. mit Wasser verdünnt vor den Mahlzeiten

Ginseng-Urtinktur
Ginseng (Panax ginseng) TM=D1 nach HAB-4a (enth. 90% Alk.)
Zur Stärkung und Kräftigung bei Müdigkeits- und Schwächegefühl, nachlassender Leistungs- und Konzentrationsfähigkeit sowie in der Rekonvaleszenz
S. 3xtgl. 20Tr. mit Wasser einnehmen

Glückstee nach Maurice Mességué
Eine Rezeptur nach dem bekannten französischen “Kräuterpapst” (1921-2017).
Fl. Chamomillae german. - Kamillen
Fl. Tiliae - Lindenblüten
Fol. Menthae pip. - Pfefferminze
Fol. Verbenae odor. - Zitronenverbene ââ
S. 1 TL pro Tasse überbrühen und 5-8 Min. bedeckt ziehen lassen

Glühweingewürz (Hausmischung)
Zitronen- u. Orangenschalen, Zimtblüten, Piment, Ingwer, Zimt, Nelken, Cardamom, Sternanis, Vanillestangen

Griechischer Bergtee
Hb. Sideritis syriacae, in Griechenland als „tsái tou vounoú" und "malotíra" bekannt und als Allheilmittel geschätzt, aromatisch und gerbstoffreich, für entzündete Schleimhäute, hilfreich bei Halsentzündung, Durchfall.
S. 1 TL pro Tasse überbrühen und etwa 5 Min. bedeckt ziehen lassen

Grünhafer-Urtinktur
Avena sativa TM nach HAB-1a, enth. 50% Alk.
bei Nervenschwäche, unterstützend bei der Raucherentwöhnung, auch zur Rekonvaleszenz.
S. bei Bedarf 3xtgl. 20 Tr.

Gute-Laune-Tee (Hausmischung)
Wildapfel, Eibisch, Rose, Lemongras, Orange, Zimt
S. 1 TL pro Tasse überbrühen und 5 Minuten bedeckt ziehen lassen

Haarwasser siehe -> Birken-Haarwasser

Halsweh-Globuli
Apis D4
Bryonia D4
Mercur. sol. D8
Sulfur D6
Echinacea D1 ââ
S. bei Bedarf mehrmals tgl. 5 Globuli

Handcreme nach Apotheker Pius Högg
Emulg. Cetylstearylalkohol, Vaseline, Paraffin, Harnstoff, Propylenglycol, Wasser

Haustee - Kräutermischung
Kamille, Hibiskus, Brennessel, Melisse, Pfefferminze, Brombeerblätter
S. 1 EL pro Haferl überbrühen und etwa 10 Min. bedeckt ziehen lassen

Hauswurz-Urtinktur
Sempervivum tectorum TM nach HAB-2a, enth. 50% Alk.
Die Hauswurz gilt in der traditionellen bayrisch-alpenländischen Volksmedizin schon immer als Wundheilmittel.
S. zur Wundbehandlung, v.a. bei Verbrennungen, z.B. mit isoton. Kochsalz- oder Ringerlösung verdünnen

Hautöl, unparfümiert
Aloe vera-, Jojoba- und Aprikosenkernöl (reine Primavera-Qualitätsöle)

NB: Auf Wunsch fügen wir 1-3% Primavera Duftöle nach freier Wahl zu. Zur Auswahl stehen über 100 naturreine Primavera Öle, z.B. Lavendel, Rose, Rosengeranie, Zitrone oder Orange/Vanille ...
Besonders edel „Shakti Oil" mit Bergamotte, Rose und Sandelholz

Hautöl, wohlriechend
Aloe vera-, Jojoba- und Aprikosenkernöl mit Limette und Palmarosa (reine Primavera-Qualitätsöle)

Hauttonikum
mit Hyaluronsäure, Dexpanthenol, Hamameliswasser, Hauswurz und Rose
S. zur täglichen Gesichtspflege für jeden Hauttyp, auch als Rasierwasser geeignet

Heidelbeeren
Fr. Myrtilli DAC
volkstümliches und altbewährtes Mittel bei Durchfall
S. 1-2 TL getrocknete Beeren mit ¼ Liter Wasser überbrühen oder kurz kochen und 10 Min. ziehen lassen, bei Bedarf mehrmals täglich ein Glas trinken

Heidelbergers Sieben-Kräuter-Pulver (nach dem Naturheiler Bertrand Heidelberger)
Anis, Bibernelle, Fenchel, Kümmel, Schafgarbe, Wacholder, Wermut
S. jeweils morgens und abends von einer Messerspitze bis zu einem gestrichenen Teelöffel voll auf der Zunge zergehen lassen, oder mit etwas Wasser, oder auf einem Butterbrot einnehmen. Immer gut einspeicheln.

Herbes de Provence
französische Gewürzmischung aus Thymian, Rosmarin, Oregano, Basilikum,
Bohnenkraut, Lorbeerblatt, Ringelblume, Lavendel, Rose, Kornblume

Herztee nach Dr. Walther Zimmermann, München-Harlaching
Fol. Crataegi cum floribus - Weißdorn
Hb. Visci - Mistel
Fol. Melissae - Melisse
Fol. Oleae - Ölbaumblätter âã 20,0
S. 1 gehäuften TL pro Tasse überbrühen und ca. 10 Min. ziehen lassen

Herztropfen var. nach „Miroton"

Cactus (Selenicereus grandiflorus) TM	20,0
Adonis vernalis TM	10,0
Convallaria majalis TM	10,0
Scilla (Urginea maritima) TM	10,0

S. 2-3xtgl. 20-30 Tr. auf die Zunge oder in Wasser
Nicht gleichzeitig mit Digitalis, nicht bei Kaliummangel einnehmen!

Heuschnupfen-Globuli
Cardiospermum D4
Galphimia D4
Luffa D6
Sabadilla D4 âã
S. bei Bedarf mehrmals tgl. 5 Globuli

Homeoffice-Globuli
Acidum phosphoricum D12
Ambra D6
Argentum nitricum D12
Helonias D6 âã
S. bei Bedarf mehrmals tgl. 5 Globuli

Homöopathische Globuli, Dilutionen, Tropfenmischungen, und Urtinkturen (Tincturae maternae = TM)
In unserem Homöopathielabor potenzieren wir die Dilutionen (Verdünnungsstufen) von Hand und stellen auch die Globuli von Hand her. Wir beziehen die Urtinkturen in der Regel aus Bayern, der Schweiz, Österreich, Holland und Rumänien. Die meisten Stamm-Dilutionen und Verreibungen kommen aus Österreich.
Die aktuelle Liste der vorrätigen Urtinkturen ist auf unserer Homepage zu finden unter "Angebote / Pflanzenauszüge und Urtinkturen". Sie steht als pdf-Datei auf deutsch, englisch und italienisch zur Verfügung

Homöopathische Globuli aus eigener Herstellung in 1,5g-Röhrchen (Inhalt ca. 150 Globuli)

Acidum nitricum C30, C200
Acidum sulfuricum C30
Aconitum D6, C30, C200
Agaricus C30, C200
Allium cepa D6, C30
Alumina C200
Anacardium C200
Angina follicul. Nos. C200
Antimon. arsenicosum D12, C30
Antimon. crudum -> Stib. sulf. nigr.
Antimon. tart. -> Tartarus emet.
Apis D6, D12, C30, C200
Argentum nitricum D12, C30, C200
Arnica D6, D12, C30, C200
Arsenicum album D6, C30, C200
Ascariden-Nos. C200
Baptisia D6, C30
Belladonna D6, C30, C200
Bellis perennis D6, C30
Berberis D6, D12, C30
Borax D6, C30
Ignatia D12, C30, C200
Influenzinum-Nos. C200
Ipecacuanha D6, C30, C200
Kalium arsenicosum C200
Kalium bichromicum D6, C30, C200
Kalium bromatum C200
Kalium carbonicum C30
Kalium jodatum C30
Katzenhaare-Nos. C200
Kreosotum C30, C200
Lachesis D12, C30, C200
Ledum D6, C30, C200
Luffa D6, C30
Lycopodium D6, C30, C200
Magnesium carbonicum C200
Magnesium phosphoricum D12, C30, C200
Mercurius solubilis D12, C30, C200
Millefolium C30
Myristica sebifera D6, C30
Natrium muriaticum=chloratum D12, C30, C200
Natrium sulfuricum C30, C200

Borrelia-Nos. C30, C200
Bryonia D6, C30, C200
Cactus D6, C30, C200
Calcium arsenicosum C200
Calcium carbonicum D12, C30, C200
Calcium phosphoricum C30, C200
Calendula D6, C30, C200
Camphora D6, C30, C200
Cantharis D6, C30, C200
Capsicum C200
Carbo vegetabilis D12, C30
Causticum D6, C30, C200
Chamomilla D6, D12, C30, C200
Chelidonium C30
China D12, C30, C200
Chlamydia trachomatis Nos. C200
Cimicifuga C30
Cocculus D6, C30, C200
Coccus cacti D12
Coffea D12, C30, C200
Colocynthis D6, C30, C200
Colostrum C12
Conium C30
Cuprum aceticum C30
Cuprum metallicum D12, C30, C200
Dolichos D6, C30, C200
Drosera D6, C30, C200
Dulcamara D6, C30, C200
Echinacea D2, C30
Eppstein-Barr-Nos. C200
Eupatorium perfol. D6, C30, C200
Euphorbium D6
Euphrasia D6, D12, C30
Ferrum metallicum C30
Ferrum phosphoricum D12, C30, C200
Ferrum picrinicum C30
Galphimia D6, C30
Gelsemium D6, C30, C200
Germanium C200
Glonoinum D6, C30, C200
Graphites D12, C30
Haemophilus Influenzae B Nos. C200
Hamamelis C30, C200
Hausstaubmilben-Allergie-Nos. C200
Helodrilus C30
Hepar sulfuris D12, C30, C200
Histamin.HCl. C30
Hundehaare-Nos. C200
Hydrastis D6, C30
Hyoscyamus niger C30, C200
Hypericum D6, C30, C200
Nervus trigeminus Nos. C200
Nux moschata C200
Nux vomica D6, C30, C200
Okoubaka D2, C30
Opium C30, C200
Oscillococcinum (Anas barbar.) C30
Oxyuren-Nos. C200
Paeonia D6, C30
Pelargonium C12
Pertussinum-Nos. C200
Petroleum D12, C30
Phosphorus D12, C30, C200
Phytolacca D6, C30
Plantago major C30
Podophyllum C30
Pollen-Mischung C200
Psorinum Nos. C200
Pulsatilla D6, C30, C200
Pyrogenium Nos.C30, C200
Rhus toxicodendron D6, C30, C200
Rumex C30
Ruta D6, C30, C200
Sambucus D6, C30
Sanguinaria C30
Sarsaparilla C30, C200
Sepia D12, C30, C200
Silicea D12, C30, C200
Sinusitis-Nos. C200
Spigelia D6, C200
Spongia D6, C30, C200
Staphisagria D6, C30, C200
Staphylococcinum Nos. C200
Staphylococcus aureus Nos. C200
Stibium sulf. nigrum (Antimon. crud.) C30, C200
Sticta pulmonaria D6, C30
Streptococcinum Nos. C200
Streptococcus haemolyt. Nos. C200
Sulfur D12, C30, C200
Symphytum D6, C30, C200
Tabacum C30
Tartarus emeticus (Antimon. tart.) D6, C30, C200
Thuja D6, C30, C200
Trigonella D2
Tuberculinum Nos. C200
Urtica urens D6, C30
Veratrum album D6, C30, C200
Vespa crabro C30, C200
Vipera C30
Zeckenbissfieber-Nos. C200
Zincum valerianicum D6, C30

Wir stellen Ihnen Ihre Taschenapotheke in Größen von 12 bis 60 Mitteln nach Wunsch zusammen.
Alle Röhrchen können einzeln nachgekauft werden.

Homöopathische Hausapotheke für die ganze Familie mit 40 Mitteln
Empfohlene Zusammenstellung der Kur-Apotheke, kann aber individuell variiert und bis auf 60 Mittel erweitert werden; auch in D6/D12-Potenzen erhältlich.

Aconitum C30
Allium cepa C30
Apis C30
Arnica C30
Arsenicum album C30
Belladonna C30
Bryonia C30
Cantharis C30
Carbo vegetabilis C30
Chamomilla C30
Colocynthis C30
Dulcamara C30
Eupatorium perfol. C30
Euphrasia C30
Ferrum phosphoricum C30
Galphimia C30
Gelsemium C30
Glonoinum C30
Hepar sulfuris C30
Hypericum C30
Ignatia C30
Lachesis C30
Ledum C30
Luffa C30
Lycopodium C30
Magnesium phosphoricum C30
Mercurius solubilis C30
Natrium muriaticum (chloratum) C30
Nux vomica C30
Okoubaka C30
Phosphorus C30
Pulsatilla C30
Rhus toxicodendron C30
Ruta C30
Silicea C30
Spongia C30
Sulfur C30
Symphytum C30
Thuja C30
Zincum valerianicum C30

Homöopathische Reise- und Freizeitapotheke mit 12 Mitteln (Zusammenstellung variabel)

Aconitum C30
Allium cepa C30
Apis C30
Arnica C30
Cantharis C30
Cocculus C30
Euphrasia C30
Ferrum phosphoricum C30
Glonoinum C30
Magnesium phosphoricum C30
Nux vomica C30
Okoubaka C30

Homöopathische Taschenapotheke nach Frauenärztin Dr. Anja Engelsing mit 40 Mitteln

Aconitum D6
Apis D6
Argentum nitricum D12
Arnica D6
Arsenicum album D6
Belladonna D6
Bellis perennis D6
Bryonia D6
Calcium carbonicum D12
Calendula D6
Cantharis D6
Chamomilla D6
China D12
Coffea D12
Colocynthis D6
Dulcamara D6
Ferrum phosphoricum D12
Gelsemium D6
Hepar sulfuris D12
Hypericum D6
Ignatia D12
Kalium bichromicum D12
Lachesis D12
Ledum D6
Lycopodium D6
Magnesium phosphoricum D12
Mercurius solubilis D12
Natrium muriaticum (chloratum) D12
Nux vomica D6
Phosphorus D12
Phytolacca D6
Pulsatilla D6
Rhus toxicodendron D6
Sepia D12
Silicea D12
Staphisagria D6
Sulfur D12
Symphytum D6
Urtica urens D6
Veratrum album D6

Homöopathische Taschenapotheke nach Kinderarzt Dr. Stellmann mit 20 Mitteln

Aconitum D6
Antimonium arsenicosum D12
Antimonium tartaricum (Tartarus emeticus) D6
Apis D12
Arnica D12
Baptisia D6
Belladonna D6
Bryonia D6
Chamomilla D12
Eupatorium perfol. D6
Ferrum phosphoricum D12
Gelsemium D6
Hepar sulfuris D12
Lachesis D12
Mercurius solubilis D12
Nux vomica D6
Phosphorus D12
Pulsatilla D6
Silicea D12
Spongia D6

Hunde-Ergänzungsfuttermittel

für Hunde mit Gelenksproblemen
Teufelskrallenwurzel 10g, Ginkgoblätter 10g, Brennesselblätter 10g, Odermennig 10g, Löwenzahn 10g, Mariendistelkraut 10g, Weißdorn 10g, Petersilie 10g, Schachtelhalm 10g, Leinsamen 10g, Ringelblumen 10g, Malvenblätter 10g, Hagebuttenpulver 10g, Glucosamin-HCl 60g,
S. für ausgewachsene Hunde vorbeugend ½ TL, bei leichten Beschwerden 2 TL und bei starken Beschwerden 3 TL abends übers Futter geben

Hustensaftmischung reizlindernd nach Dr. Freiberger

Sirup. Althaeae - Eibischsirup	25,0
Sirup. Thymi EB6 - Thymiansirup	160,0
Ol. Foeniculi - äther. Fenchelöl	0,05

S. 3-5xtgl. 1 EL bzw. Kinderlöffel

Hustensaftmischung schleimlösend nach Dr. Freiberger

Extr. Primulae rad. fluid. - Schlüsselblumenwurzel-Fluidextr.	4,0
Sirup. Thymi EB6 - Thymiansirup	185,0
Ol. Foeniculi - äther. Fenchelöl	0,05

S. 3-5xtgl. 1 EL bzw. Kinderlöffel

Indian-Mix-Tee, Rezept "Essiac" aus Kanada

Ein Rezept aus der Volksmedizin der Ureinwohner Kanadas, empfohlen zur Unterstützung bei Krebstherapien. Enth. Brunnenkresse (Nasturtium offic.), Sauerampfer (Rumex acetosa), Klettenwurzel (Arctium lappa), Ulmenrinde (Ulmus campestris), Seetang (Ascophyllum nodosum), Rotkleeblüten (Trifolium pratense), Benediktenkraut (Cnicus benedictus) und Rhabarberwurzel (Rheum palmatum, Rheum officinale).
S. 1 TL pro Tasse überbrühen und 10 Min. bedeckt ziehen lassen; 2-3 Tassen tgl. trinken

Indische-Buntnesselwurzel-Tinktur

Tinctura Colei forskohlii (1:5), enth. ca. 67% Alk. (Plectanthus barbatus syn.Coleus forskohlii)
Eine neu entdeckte oder wiederentdeckte Heilpflanze aus der Ayurvedischen Medizin mit vielen Verwendungsmöglichkeiten. Hauptwirkstoff ist das Diterpen Forskolin; dieses soll u.a. verhindern, dass sich Bakterien, die hauptsächlich für Blaseninfektionen verantwortlich sind, in der Blasenschleimhaut verkapseln und verstecken und so einer antibiotischen Behandlung entgehen.
S. 3xtgl. 8Tr. vor dem Essen über mindestens 4 Wochen einnehmen, auch begleitend zum Antibiotikum

Indischer Gewürztee

Zimt, Nelken, Pfeffer, Kardamom, Ingwer, Rosmarin, Dillspitzen, Majoran, Ysop und Zitwerwurzel
S. 1 TL pro Tasse überbrühen und etwa 10 Min. bedeckt ziehen lassen

Infektabwehr-Globuli

Aconitum D4
Baptisia D3
Belladonna D4
Bryonia D3
China D3
Echinacea purp. D1
Eupatorium perfol. D2
Ipecacuanha D4 ââ
S. bei Bedarf mehrmals tgl. 5 Globuli

Infektabwehrtropfen Rezeptur „Mesotox" nach HP Bodo Bautz

Aconitum D4
Baptisia D3
Belladonna D4
Bryonia D3
China D3
Echinacea purp. TM
Eupatorium perfol. D2
Ipecacuanha D4 ââ
S. am ersten Abend 40-80 Tr., dann stdl. 20 Tr. mit Wasser verdünnt (enth. 60% Alk.)

Italienische Kräuter

Basilikum, Oregano, Rosmarin, Salbei, Thymian

Jod nach Reaktor-Katastrophen (zur Vorbeuge der Aufnahme von Radiojod-131)

Falls im Katastrophenfall keine Jodtabletten mehr rasch genug verfügbar sein sollten, kann man statt einer Jodtablette Lannacher (65mg Kaliumjodid entspr. 50mg Jod) einfach 1ml, also ca. 30 Tropfen, der Jodtinktur DAB 2010 einnehmen (nach dem Essen, gut mit Wasser verdünnt).

Dosierung gemäß österr. Beipackzettel von Kaliumjodid 65mg Lannacher (entspr. 50mg Jod):

Neugeborene (1. Lebensmonat)	einmalig ¼ Tbl entspr. 8 Tr. Jodtinktur
Kleinkinder (2. Monat - 3 Jahre)	½ Tbl tgl. entspr. 15 Tr. Jodtinktur
Kinder (3-12 Jahre)	1 Tbl tgl. entspr. 30 Tr. Jodtinktur
Jugendliche (12-18 Jahre)	2 Tbl tgl. entspr. 60 Tr. Jodtinktur
Erw. 18-40 (oder 45) Jahre	einmalig 2 Tbl entspr. 60 Tr. Jodtinktur (auch Schwangere und Stillende)
Erw. über 40 oder 45 Jahre	Null (oder doch wie jüngere Erw., Risiko abwägen)

Vorsicht bei: Jodüberempfindlichkeit, Schilddrüsenüberfunktion

Johannisöl (Johanniskrautöl, Rotöl)

Oleum Hyperici EB6
traditionelles Wundöl, aus frischen Johanniskrautspitzen und Olivenöl bereitet, vielseitig verwendbar, auch zur Narbenpflege, nach Sonnenbrand, vom HNO-Arzt auch oft als Ohrentropfen verordnet

Kälteschutz

Mandelöl
fettes Ringelblumenöl
Wollwachsalkoholsalbe
Äther. Öle aus Rosmarin und Grapefruit
S. bei Bedarf auftragen

Kamille-Lavendel-Duschöl

Lavendelöl (Lavandin Primavera)
fettes Kamillenöl (Ol. Chamomillae infus.)
4,5% Mulsifan
Sojaöl
mildes Reinigungsmittel für die trockene, gereizte Haut

Kamille-Lavendel-Ölbad

Lavendelöl (Lavandin Primavera)
fettes Kamillenöl (Ol. Chamomillae infus.)
10% Mulsifan
Sojaöl
S. 20-40ml pro Vollbad, für die trockene, gereizte Haut

NB: auf Wunsch fertigen wir ähnliche Ölbäder und Duschöle mit naturreinen Primavera-Ölen nach freier Wahl

Kampfer-Spiritus

Spiritus camphoratus DAB6, aus Naturkampfer hergestellt
S. mehrmals tgl. einreiben und trockenmassieren

Kampfer-Urtinktur
aus Naturkampfer nach Vorschrift HAB-5a hergestellt
S. zur Kreislaufanregung bei Bedarf 5-7 Tropfen auf Zucker einnehmen (enth. ca. 70% Alk.)

Karlsbader Salz (synth.)
Sal Carolinum fact. DAB6
S. zum Abführen 1-2 EL auf 1 Glas lauwarmes Wasser

Katzenpfötchen-Öl
Auszug aus ital. Katzenpfötchen (gelben Strohblumen, Fl. Stoechados, Helichrysum italicum) in Olivenöl
Ein Rezept der italienischen Volksmedizin zur Pflege der neurodermitischen Haut

Katzenpfötchen-Salbe
Auszug aus ital. Katzenpfötchen (gelben Strohblumen, Fl. Stoechados, Helichrysum italicum) in Olivenöl, im Verhältnis 4+1 mit Bienenwachs zur Salbe verarbeitet
Ein Rezept der italienischen Volksmedizin zur Pflege der neurodermitischen Haut

Kieselerde-plus-Kapseln
1 Kps. enth. 125mg Kieselerde, 80mg Goldhirseextr. (10:1), 40mg Calcium, 4mg Zink als Gluconat, 50 µg Biotin
Kieselsäure und Calcium sind wichtige Aufbaustoffe für Haut, Haare und Nägel; auch Zink und Biotin ("Vitamin H") sind wichtig zu deren Gesunderhaltung. Goldhirse ist sehr reich an diesen Nährstoffen für Gesundheit und Schönheit.
Empfehlung: 1-2 Kps. tgl. mit viel Flüssigkeit

Königin-der-Nacht-Urtinktur
Cactus (Selenicereus grandiflorus) TM nach HAB-3a, enth. 70% Alk.
S. bei nervösen Herzbeschwerden 3xtgl. 20-30 Tr.

Körperlotion mit 10% Urea
mit Wasser, Harnstoff, Glycerin, Neutralöl, Natriumlactat, Sorbitanmonostearat, Polyglycolmonostearat, Milchsäure, Kaliumsorbat, Zitronensäure (Rezeptur modif. nach NRF)
Zur unterstützenden Hautpflege bei trockener, juckender und schuppiger Haut, nach dem Sonnenbaden, bei Neurodermitis, Psoriasis und Diabetes.
S. mehrmals tgl. auftragen; vor Gebrauch schütteln

Konstitutionsmittel nach dem Tropenarzt Dr. Hey
Alkoholischer Kräuterauszug nach einer alten Rezeptur aus (pro 100ml): Cort. Chinae 2g, Cort. Condurango 2g, Hb. Cardui benedicti 1g, Hb. Chelidonii 3g, Hb. Scrophulariae plv. 4g, Hb. Sedi acris 2g, Hb. Sedi teleph. 2g, Hb. Teucrii scorod. 4g, Hb. Visci 3g. Davon 96ml + 4ml Aquilegia TM. Enth. ca. 26% Alk.
Traditionelle Pflanzenmischung zur Unterstützung einer onkologischen Behandlung.
S. normalerweise 3xtgl. 20 Tr. einnehmen, auch äußerl. Anwendung auf Haut und Schleimhaut ist möglich.

Kopfweh-Globuli
Bryonia D6
Gelsemium D12
Ignatia D6
Spigelia D12 ââ
S. akut halbstündlich 5 Globuli

Kräuterkammer-Produkte
In unserer Kräuterkammer halten wir etwa 500 Kräuter der abendländischen und chinesischen Medizin vorrätig und fertigen Rezepturen nach Ihren Wünschen.

Kur-Apotheke Protein-plus mit Nutriose
100% pflanzliches Proteinpulver aus Hanf und Erbsen, resistentem Maisdextrin (Nutriose), sekundären Pflanzeninhaltsstoffen, Enzymen und Vitaminen. Vegan - glutenfrei - lactosefrei - sojafrei.
Für Stoffwechsel, Energie und Muskulatur.
Verzehrempfehlung: 1xtgl. 2 gestrichene Messlöffel (38g) in 150ml Wasser, Reis- oder Mandelmilch einrühren.

LaKama
Marokkanische Gewüzmischung mit besonders viel Gelbwurz, gut für Leber und Galle
Gelbwurz (Curcuma), Ingwer, Muskat, Pfeffer, Zimt

Laminaria-japonica-Kapseln
1 Kapsel enthält 400mg Laminaria-japonica-Extrakt (4:1) und 50mg Chlorophyllin.
Diese Alge (Japan. Blatt-Tang bzw. Seekohl) wird in Japan als Nahrungszusatz namens Kombu verzehrt, v.a. in Gebieten mit hoher Schwermetallbelastung im Boden. Auch bei uns zur Schwermetallausleitung empfohlen, bsd. im Rahmen eines zahnärztl. Konzepts zur Amalgamausleitung. Vorsicht bei Schilddrüsenproblemen!
Empfehlung: 1 Kps. pro 10kg Körpergewicht morgens nüchtern mit reichlich Wasser

Lapacho
Vital-Tee der Inkas vom „Baum des Lebens" Tabebuia bzw. Handroanthus impetiginosus u.a. Arten)
S. 2 TL pro Tasse 3-5 Min. köcheln und noch 15 Min. ziehen lassen

Lavendelcreme mit Nachtkerzenöl
5% Nachtkerzenöl in Basiscreme DAC, mit Azulen und Lavendelöl
S. zur Pflege normaler bis trockener und gereizter Haut

Lavendel Roll-on

Lavandin kbA Primavera	9,5g
96% Alkohol	0,5g

S. für ruhige Gedanken auf die Schläfen reiben

Lavendel-Spray

Lavandin kbA Primavera	25ml
96% Alkohol	75ml

S. als Airspray und als Hautspiritus verwendbar - auch zur Insektenabwehr und zur Behandlung der Stiche

Leber-Galle-Tee
siehe -> beispielsweise Cholesterintee-Hausrezeptur

Leber-Galle-Pankreas-Tropfen nach Dr. Freiberger

Cynara TM - Artischockenblätter-Urtinktur	20,0
Boldo TM - Boldoblätter-Urtinktur	10,0
Chelidonium TM - Schöllkrautwurzel-Urtinktur	10,0
Curcuma TM - Gelbwurz-Urtinktur	10,0

S. 3xtgl. 30 Tr. vor dem Essen

Lemongrass-Öl
Oleum Citronellae Ph.Eur.
S. zur natürlichen Insektenabwehr

Lippenbalsam
mit Jojobaöl, Bienenwachs, Hauswurz und ätherischen Ölen

Männer-Haustee

C. Pygei africani - Afrikanische Pflaumenbaumrinde	20,0
Hb. Epilobii parviflori - Kleinblütiges Weidenröschen	25,0
Hb. Equiseti - Ackerschachtelhalm	15,0
Gemmae Populi - Pappelknospen	10,0
Rad. Urticae - Brennesselwurzeln	10,0

S. 1 TL pro Tasse überbrühen und etwa 10 Min. bedeckt ziehen lassen, 2 Tassen täglich trinken

Magentee I (bei Magenverstimmungen)

Fl. Chamomillae german. - Kamillen	20,0
Fol. Menthae crispae - Krauseminze	10,0
Fol. Melissae - Melisse	10,0
Hb. Millefolii - Schafgarbe	20,0
Hb. Centaurii - Tausendgüldenkraut	20,0

S. 1-2 TL pro Tasse überbrühen und etwa 10 Min. bedeckt ziehen lassen

Magentee II (bei Übersäuerung)

Fl. Chamomillae german. - Kamillen	20,0
Fol. Althaeae - Eibischblätter	20,0
Fr. Anisi - Anis	30,0
Fr. Foeniculi - Arzneifenchel	30,0

S. 1-2 TL pro Tasse überbrühen und etwa 10 Min. bedeckt ziehen lassen

Magentropfen Hausrezeptur
Iberis amara (herba recens) TM - Bauernsenf-Frischpflanzen(ur)tinktur
Tct. Angelicae - Engelwurztinktur
Tct. Cari carvi - Kümmeltinktur
Carduus marianus (Silybum mar.) TM - Mariendistelfrüchte-Urtinktur
Mentha piperita TM - Pfefferminz-Urtinktur
Anserina TM - Gänsefingerkraut-Urtinktur
Extr. Chamomillae fluid. - Kamillenblüten-Fluidextrakt
Extr. Melissae fluid. - Melissenblätter-Fluidextrakt
Extr. Liquiritiae fluid. - Süßholz-Fluidextrakt
S. 3xtgl. 20 Tr. vor oder zum Essen (enth. 55% Alkohol)

Magnesiumaspartat
Magnesium asparticum tetrahydricum DAB (enth. 6,75% Magnesium)
S. bei Magnesiummangel einnehmen, 1 TL entspr. etwa 400mg Magnesium

Magnesiumcitrat
Magnesium citricum DAC (enth. 8,5% Magnesium)
S. bei Magnesiummangel einnehmen, 1 TL entspr. etwa 400mg Magnesium

Magnesiumcitrat-Tabletten à 125mg Magnesium
Nahrungsergänzung als Beitrag zu einer normalen Herz-, Muskel- und Nervenfunktion
Empfehlung: 2-3 Tbl. täglich im Mund zergehen lassen oder mit Wasser schlucken

Magnesium+Vitamin-C-Lutschtabletten
mit Blutorangengeschmack, als Beitrag zu einer normalen Muskel- und Nervenfunktion, ohne Zuckerzusatz.
Verzehrempfehlung: 3 Tbl. täglich im Mund zergehen lassen (3 Tbl. entspr. 225mg Mg und 100mg Vit. C)

Majoranbutter („Maigrambutter")
Ung. Majoranae EB6
S. zum Bestreichen der wunden Nasenflügel bei Erkältung; vor allem für Kinder

Mariendistel-Artischocken-Kapseln
1 Kapsel enth. 125mg Mariendistelfrüchte-Extrakt (mit 100mg Silymarin) und 250mg Artischockenblätter-Extrakt (mit 25mg Cynarin); Kapselhülle pflanzlich. Mariendistel und Artischocke unterstützen die Leber in ihrer täglichen Arbeit.
Empfehlung: 1-2 Kps. tgl. mit viel Flüssigkeit

Melissengeist (Karmelitergeist)
Spiritus Melissae comp. DAB6
enthält Heilpflanzenauszüge/-öle in 72% Alkohol

Methyl-B12-Tropfen
0,1% Methylcobalamin (Vitamin B12) in sorbatkonserviertem gereinigtem Wasser, 1Tr. entspr. 50µg Vit.B12
S. soweit nicht anders verordnet, 2xtgl. 3Tr. unter der Zunge zergehen lassen.
Besonders wichtig bei vegetarischer und veganer Ernährung!

Miesbacher Ochsensalbe
traditionelle Muskel- und Gelenkeinreibung mit Melissen-, Latschenkiefer-, Fichtennadel-, Rosmarin- und Lorbeeröl, Naturkampfer, Eucerin

Migräne-Tropfen (Mutterkraut-Urtinktur)
Tanacetum (Chrysanthemum) parthenium TM - Mutterkraut-Urtinktur nach HAB-3a, enth. ca. 64% Alk.
Die engl. Volksmedizin lobt Mutterkraut (engl. "feverfew") bei Migräne, sowohl vorbeugend als auch im Anfall.
S. zur Prophylaxe 3xtgl. 20Tr., akut bis zu 12xtgl. 5-10Tr.

Milchbildungstee nach Hebamme Stadelmann
Fr. Anisi - Anisfrüchte
Sem. Nigellae - Schwarzkümmel
Fr. Anethi - Dillsamen
Fr. Foeniculi amari - Arzneifenchel
Hb. Majoranae - Majoran
Fol. Melissae - Melisse
Hb. Polygalae amarae - Kreuzblümchen ãã
S. 1 TL pro Tasse überbrühen und etwa 10 Min. bedeckt ziehen lassen, bis zu 1 Liter täglich trinken

Mistel-Urtinktur
Viscum album TM nach HAB-2a, enth. 50% Alk.
S. zur Herzstärkung 3xtgl. 20 Tr.

Müllner-Peters Magenpulver
Ein Rezept aus dem 18. Jahrhundert, gefunden in Müllner-Peters Sachranger Rezeptbuch, Abschn. 26: „Für einen schwachen Magen. Nimm je 2 Lot (35g) Zimtrinde und Ingwer, 1 Lot (17,5g) Kubeben, je 1 Quintl (4,375g) Koriander und Gewürznäglein, stoß miteinander und stoß auch ½ Lot Küchenzucker darunter. Iss morgens und abends davon, das stärkt den Magen und es wird besser, aber alle Morgen und Abend muss es sein."

Multivitamin-Lutschtabletten
mit Multifruchtgeschmack, Nahrungsergänzung zur gezielten Vitaminversorgung, ohne Zuckerzusatz. Verzehrempfehlung: 3 Tabletten tgl. im Mund zergehen lassen, diese decken den Tagesbedarf an 10 lebenswichtigen Vitaminen.

Mundöl (Bad Aiblinger Mundöl nach Zahnärztin Dr. Michl)
Äther. Öle (Primavera): Salbei, Pfefferminze, Thymian (Linalool), Zitrone,
Vitamin-E-Acetat, Sesam- und Sonnenblumenöl.
Zur allgemeinen Entgiftung und zur Stärkung und Pflege der Mundschleimhaut.
S. 1 TL voll unverdünnt 10 Min. im Mund hin- und herbewegen und dann ausspucken.

Mund-Rachen-Tropfen nach HP Stefan Singer
Echinacea purpurea TM - Purpursonnenhut-Urtinktur 25ml
Tinctura Myrrhae Ph.Eur. - Myrrhentinktur 25ml
Aqua Hamamelidis - Hamamelisrindenwasser 50ml
enth. 46% Alkohol; vor Gebrauch schütteln
S. zum Mundspülen oder Gurgeln 2-3xtgl. 20 Tr. in etwas lauwarmes Wasser geben

„Mutellon"-Rezeptur (Schilddrüsentropfen)

Lycopus virg. TM - Wolfstrapp-Urtinktur	20ml
Leonurus card. TM - Herzgespann-Urtinktur	15ml
Extr. Valerianae fluid. - Baldrian-Fluidextrakt	15ml

S. 3xtgl. 20-40 Tr. mit Wasser verdünnt vor dem Essen einnehmen

Mutterkümmel-Bibernell-Mischpulver nach Hildegard von Bingen

Fr. Cumini plv. - Mutterkümmel (Kreuzkümmel)	36,0
Fr. Piperis nigri plv. - Schwarzer Pfeffer	12,0
R. Pimpinellae plv. - Bibernellwurzelpulver	9,0

S. 1/3 der Mischung messerspitzenweise aufs Brot streuen und essen; 2/3 mit 200g Dinkelmehl, 2-3 Eidottern und etwas Wasser verkneten, Plätzchen formen und ca. 5-8 Min bei 200°C backen, 3-5 Stück tgl. essen
(bei Hildegard von Bingen gegen Übelkeit empfohlen)

Myrrhentinktur
Tinctura Myrrhae (1:5) Ph.Eur., enth. 85% Alk.
aus dem gepulverten Gummiharz von Commiphora-Arten (Arabien, Ostafrika)
S. zum Mundspülen 10-20 Tr. auf ½ Glas lauwarmes Wasser, zur Schleimhautpinselung unverdünnt

Nach dem Stich (Roll-on)
Diphenhydramin.HCl - ein altbewährtes Antihistaminikum
Polidocanol (Thesit) - eine altbewährte oberflächenbetäubende Substanz
Mentholum verum - natürl. Menthol
Camphora vera japonica - Naturkampfer
Oleum Cedri - Zedernöl (Primavera)
S. bei Bedarf auftragen, kühlt und lindert den Juckreiz

Nach der Sonne (Lotion für die gereizte Haut)
Oleum Rosae verum - Echtes Rosenöl
Spiritus Rosae - Rosenblütenspiritus
Aqua Hamamelidis e cortice - Hamamelisrindenwasser
Sempervivum tectorum - Hauswurz-Urtinktur
mit 5% Dexpanthenol
rasche Hilfe bei Sonnenbrand, zum Aufsprühen, kühlt und beruhigt die gereizte Haut

Nachtcreme
Bienenwachs, künstl. Walrat, Mandelöl bio, Kakaobutter, Glycerinstearat, natürl. Rosenöl Primavera
frei von synth. Duftstoffen, ohne Konservierungsmittel

Nerventropfen

Ginseng (Panax ginseng) TM - Ginseng-Urtinktur	20ml
Hypericum TM - Johanniskraut-Urtinktur	20ml
Passiflora TM - Passionsblumen-Urtinktur	10ml

S. bei Bedarf 3xtgl. 20 Tr. in Wasser oder Tee einnehmen (enth. ca. 70% Alk.)

Notfall-Globuli
Star of Bethlehem, Rock Rose, Cherry Plum, Impatiens, Clematis (aus Original Rescue-Tropfen nach Dr. Bach)
S. bei Bedarf mehrmals tgl. 5 Globuli

Olivenöl
kontrolliert biologisch - direkt von der privaten Erzeugerin in Apulien, die das Öl nur selbst verwendet und an Freunde weitergibt - Ölberg am Rand eines Naturparks bei Massafra (TA) - Oliven handverlesen und auf alter Steinmühle gepresst. Wertvoll im Rahmen einer cholesterinarmen Ernährung!

Omega-3-Kapseln
1 Kps. enth. 500mg Lachsöl mit 18% EPA und 12% DHA, 10mg Vitamin E
als Nahrungsergänzung, gut für Herz und Kreislauf und bei erhöhten Blutfettwerten
Empfehlung: 2x1 Kps. tgl. mit Flüssigkeit

OPC-Traubenkern-Kapseln
1 Kapsel enthält 320mg Traubenkernextrakt, standardisiert auf mind. 300mg Polyphenole, davon 160mg OPC.
Oligomere Proanthocyanidine (OPC) aus den Kernen roter Weintrauben schützen Zellen und Blutgefäße vor oxydativem Stress und freien Radikalen.
Empfehlung: 2x1 Kps. tägl. mit viel Flüssigkeit

Orangenblütenwasser
Aqua Aurantii floris EB6
aus echtem Orangenblütenöl hergestellt

Panch Phoron
traditionelle bengalische Gewürzmischung aus 5 verschiedenen ganzen Samenkörnern; je nach Rezept in der Pfanne trocken oder in Fett anrösten, oder einfach frisch gemahlen übers fertige Gericht streuen
enth. Kreuzkümmel, Fenchel, Senfkörner, Bockshornklee, Schwarzkümmel

Pappelknospensalbe
Ung. Populi EB6 aus frischen Pappelknospen
eine Hämorrhoiden- und Rheumasalbe aus der Volksmedizin

Passionsblume-Hopfen-Melisse-Kapseln
1 Kapsel enthält Passiosblumenkraut 50mg, Hopfenzapfenpulver 50mg, Melissenblattpulver 75mg.
Drei bewährte Pflanzen gegen Stress, innere Unruhe und für einen gesunden Schlaf.
Empfehlung: 2x1 Kps. tägl. mit viel Flüssigkeit

Pelargonien-Mischpulver nach Hildegard von Bingen
Hb. Geranii robert. plv. - Storchschnabel (Rupprechtskraut)
Rad. Pyrethri plv. (Anacyclus pyrethrum) - Bertram
Sem. Myristicae plv. - Muskatnuss
Von Hildegard empfohlen bei Grippe und Grippefolgen, Halsweh, Husten, Schnupfen, Kopfweh, Herzschwäche und -schmerzen.
S. bei Husten 2-3 TL Pulver in Palatschinkenteig mengen und backen und dem Kranken den Pfannkuchen essen lassen, bei Erkältung 1-2 TL in 250ml heißem Wein trinken, bei Schnupfen wiederholt am Pulver riechen, bei Kopfweh 1 TL Pulver mit Salz auf Brot essen, bei verdorbenem Magen 1 TL Pulver trocken nach dem Essen einnehmen, als Herzmittel trocken auf Brot ohne Salz einnehmen.

Pelargonienwurzel-Urtinktur
Pelargonium sidoides TM nach HAB-4a, enth. 35% Alk.
bei tiefsitzenden Atemwegsinfekten und Abwehrschwäche
S. Erw. und Jugendl. 3xtgl. 15-25 Tr., Schulkinder 10-15 Tr. auf Wasser
Nicht in Schwangerschaft und Stillzeit, bei Leberschäden oder erhöhter Blutungsneigung einnehmen!

Pelargonienwurzel-Urtinktur, zusammengesetzt (mit Sonnenhut)
Pelargonium sidoides TM - Pelargonienwurzel-Urtinktur 1 Teil
Echinacea purpurea TM - Purpursonnenhut-Urtinktur 1 Teil
bei tiefsitzenden Atemwegsinfekten und Abwehrschwäche
S. Erw. und Jugendl. 3xtgl. 30 Tr., Schulkinder 20 Tr. auf Wasser (enth. ca. 50% Alk.)
Nicht in Schwangerschaft und Stillzeit, bei Leberschäden, erhöhter Blutungsneigung oder Allergie gegen Korbblütler einnehmen!

Pfeffer-Allerlei
Bunte Mischung aus Pfeffer schwarz, weiß, grün, rot mit Kubeben und Paradieskörnern

Philadelphia-Grillgewürz
Nordamerikanische Gewürzmischung
Basilikum, Thymian, Nelken, Lorbeerblatt, Muskatnuss, Muskatblüte, Chili

Phyto-Sedativum nach HP Klaus Mock
Extr. Melissae - Melissenblätter-Fluidextrakt
Extr. Passiflorae - Passionsblumenkraut-Fluidextrakt
Extr. Valerianae - Baldrianwurzel-Fluidextrakt
Humulus lupulus TM - Hopfenzapfen-Urtinktur ââ
S. bei nervöser Unruhe, Ein- und Durchschlafstörungen nehmen Erwachsene 2-3xtgl. 20-30 Tr., Kinder 8-15 Tr. in Wasser oder Tee (enth. ca. 50% Alk.). Vor Gebrauch schütteln.

Phyto-Sedativum plus - nach HP Klaus Mock
Extr. Melissae - Melissenblätter-Fluidextrakt
Extr. Passiflorae - Passionsblumenkraut-Fluidextrakt
Extr. Valerianae - Baldrianwurzel-Fluidextrakt
Humulus lupulus TM - Hopfenzapfen-Urtinktur
Kava-kava spag. TM=D1- Rauschpfeffer, spagyr. Urtinktur ââ
S. bei Bedarf 2-3x 20-30 Tr. (enth. ca. 50% Alk.). Vor Gebrauch schütteln.

Pickling Spice
Englisches Einlegegewürz aus Pfeffer, Lorbeerblättern, Koriander, Nelken, Piment, Senfkörnern, Ingwer, Zimt

Pizza-Pasta-Gewürz
Italienische Mischung aus Oregano, Paprika, Bohnenkraut, Tomate, Rosmarin, Thymian

Propolis-Tinktur
Tinctura Propolis (1:5), enth. ca. 80% Alk.
aus dem Kittharz der Bienen hergestellt; antiseptisch und abwehrsteigernd, vielseitig verwendbar, z.B. 3xtgl. 7-20 Tr. mit einer fettreichen Mahlzeit einnehmen, am besten auf Butterbrot; zum Mundspülen 10-20 Tr. auf etwas Wasser; bei Lippenherpes unverdünnt auftupfen

Prostata-Kapseln
Sägepalmenfruchtextr. (4:1) 25mg, Brennesselwurzelplv.100mg, Birkenblätterplv. 100mg, Kürbiskernplv. 75mg, Afrikan. Pflaumenbaumrindenextr. (5:1) 4mg pro Kapsel; ideale Pflanzenkombination für Blase und Prostata.
Empfehlung: 1 Kps. morgens mit reichlich Flüssigkeit einnehmen

Räucherharze und Räuchermischungen
Wir füllen die Harze - Benzoe, Copal, Dammar, Kiefernharz/Kolophonium, Mastix, Myrrhe, Opoponax, Styrax, Weihrauch - einzeln ab, ebenso spezielle Räucherpflanzen wie Mariengras und Weißen Salbei aus der Indianermedizin, und wir stellen verschiedene Mischungen daraus her. Diese lassen sich auf einem Stövchen mit Gitter, erhitzt durch ein Teelicht, verräuchern. Alternativ in einer Räucherschale auf Holzkohle. Auch das gesamte Zubehör (Stövchen mit Gitter, Räucherschale, Feuersand, Räucherfeder und -kohle) ist bei uns erhältlich.

Hier einige Beispiele beliebter Räuchermischungen:
Engels-Rauch: Benzoeharz, Dammar, Iriswurzel, Muskatnuss, Gewürznelken, Rosenblüten, Sandelholz, Styrax körnig, Styraxrinde, Zitronenschale
Herzens-Rauch: Benzoeharz, Galgantwurzel, Kardamom, Orangenschalen, Rosenblüten, Styrax körnig, Styraxrinde, Weihrauch, Zimtblüten, Zimtrinde
Kyphi (Pharaonen-Weihrauch): entspannend; nach einem komplizierten altägyptischen Rezept hergestellt
Licht-Energie: Dammar, Benzoe, Styrax, Zitronenschale, Johanniskraut, Iris, Alant, Koriander, Sonnenblume
Reinigende Mischung: Rosmarin, Salbei, Weihrauch

Ras el-Hanout
Marokkanische Gewürzmischung (wörtl. „der Kopf des Ladens") aus allem, was der Laden hergibt: Kreuzkümmel, Ingwer, Gelbwurz, Muskat, Pfeffer, Koriander, Zimt, Piment, Galgant, Schwarzkümmel, Iris, Lavendel, Orangenblüten, Nelken, Macis, Chili, Cardamom, Lorbeer, Rose, Safran, Jasmin

Rauwolfia-Urtinktur (Rp-pflichtig!)
Rauwolfia serpentina TM=D1 nach HAB-4a (ca. 0,16% Reserpin), enth. ca. 67% Alk.
Wirkungsrichtung ZNS, Herz und arterielles Gefäßsystem
S. Einnahme streng nach ärztl. Anweisung, Tageshöchstdosis von 30 Tr. nicht überschreiten!
NB: zur Selbstbehandlung steht Rauwolfia homöopathisch ab D4 zur Verfügung

Reizdarm-Tropfen
Anserina TM - Gänsefingerkraut-Urtinktur
Millefolium TM - Schafgarbenkraut-Urtinktur
Spirit. Menthae pip. - Pfefferminzspiritus
Tct. Calami - Kalmuswurzeltinktur âā
S. bei Bedarf jeweils 20-30 Tr. in Wasser oder Tee einnehmen

Reizhusten-Globuli
Bryonia D4
Drosera D4
Rumex D4
Spongia D4 âā
S. akut halbstündl. 5 Globuli

Reizhustentropfen

Extr. Plantaginis fluid. - Spitzwegerich-Fluidextrakt	20,0
Extr. Thymi fluid. - Thymian-Fluidextrakt	20,0
Drosera TM - Sonnentau-Urtinktur	10,0
Ol. Foeniculi - äther. Fenchelöl	gtt. V

S. bei Bedarf mehrmals täglich 30 Tr. in Wasser oder Tee einnehmen (enth. ca. 40% Alk.)

"Requiesan"-Rezeptur (Einschlaf-Tropfen)

Eschscholzia californica TM - Goldmohn-Urtinktur	60ml
Avena sativa TM - Grünhafer-Urtinktur	40ml

S. 30-40 Tr. in etwas warmer Flüssigkeit vor dem Schlafen und ggf. auch beim nächtl. Erwachen einnehmen (enth. ca. 60% Alk.)

Rheumabad
siehe -> Erkältungsbad

Rheuma-Gicht-Tropfen

Harpagophytum TM - Teufelskrallen-Urtinktur	20,0
Salix alba TM - Weidenrinden-Urtinktur	20,0
Urtica urens TM - Brennessel-Urtinktur	10,0

S. 3-5xtgl. 20-30 Tr. in Wasser oder Tee einnehmen (enth. ca. 63% Alk.)

Rheumatee nach Prof. Schilcher, München

C. Salicis - Weidenrinde	25,0
Fl. Sambuci - Hollerblüten	25,0
Stip. Dulcamarae - Bittersüßstängel	30,0
Fr. Juniperi contus. - gequetschte Wacholderbeeren	10,0
L. Santali rubri - Sandelholz	10,0

S. 1 TL mit 150ml Wasser überbrühen und 10-15 Min. ziehen lassen, 3-4 Tassen tgl. trinken

Ringelblumensalbe mit Propolis
Cera flava - Bienenwachs
Adeps lanae anhydr.- Wollwachs
Ol. Calendulae infus. - fettes Ringelblumenöl
Tct. Calendulae - Ringelblumentinktur
Tct. Propolis - Propolistinktur
S. als Wund- und Heilsalbe auftragen

Rosenhonig
Mel rosatum EB6
S. zum Auftragen und Bepinseln der Schleimhäute

Rosenwasser
Aqua Rosarum DAB6, aus echtem Rosenblütenöl hergestellt

Rotes-Weinlaub+Rosskastanie-Kapseln
Rotes-Weinlaub-Plv., Rosskastanienblatt-Plv. je 100mg, Buchweizenkraut-Plv. 50mg, Rutin 10mg pro Kapsel. Eine Kombination von Bioflavonoiden aus rotem Weinlaub und Buchweizen mit den Saponinen der Rosskastanie zu Schutz und Stärkung der Blutgefäße, zur Dauereinnahme für gesunde Beinvenen empfohlen.
Empfehlung: 1 Kapsel tgl. mit Flüssigkeit

Rotklee-Kapseln
1 Kapsel enthält 500mg Rotklee-Extrakt, standardisiert auf 40mg Isoflavone.
Rotklee enthält alle vier wichtigen Isoflavone (Phytoöstrogene) für Wohlbefinden in den Wechseljahren.
Empfehlung: 1 Kapsel tgl. mit Flüssigkeit

Rückbildungstee nach Hebamme Stadelmann
Hb. Alchemillae - Frauenmantel
Hb. Bursae pastoris - Hirtentäschel
Fol. Melissae - Melisse ââ
S. 1 TL pro Tasse überbrühen und etwa 10 Min. bedeckt ziehen lassen
Nicht mehr als 2 Tassen tgl. schluckweise lauwarm trinken

Ruta extern
Urtinktur zum äußeren Gebrauch nach HAB-12a
S. für Bäder und Umschläge 1 EL/250ml Wasser, 2-3xtgl. äußerlich anwenden; für Augenbäder 20-30 Tr. mit 200ml Wasser oder isoton. Kochsalzlösung verdünnen.
NB: ebenso fertigen wir auch andere Urtinkturen zum äußeren Gebrauch an. Bei den Urtinkturen zum äußeren Gebrauch nach Vorschrift HAB-12a handelt es sich um alkoholische Pflanzenauszüge mit einem Zusatz von Glycerin gegen das Austrocknen der Haut oder Schleimhaut.

Sanikelsalbe
siehe -> Ayblinger Grünes Wundsälblein

Schlaf-Globuli
Coffea D12
Passiflora D2
Zincum valerianicum D6 ââ
S. bei Bedarf jeweils 5 Globuli

Schlaftee (Hausmischung)

Hb. Passiflorae - Passionsblume	25,0
Rad. Valerianae - Baldrian	22,5
Hb. Hyperici - Johanniskraut	10,0
Fol. Melissae - Melisse	10,0
Strobuli Lupuli - Hopfen	5,0
Fl. Aurantii - Orangenblüten	5,0
Fl. Calcatrippae - Rittersporn	4,0
Fl. Lavandulae - Lavendel	2,5

S. 1-2 TL pro Tasse überbrühen und etwa 10 Min bedeckt ziehen lassen

Schrundensalbe
traditionelle Wund- und Heilsalbe nach einer Rezeptur vom Schliersee, mit Lärchenharz, Leinöl, Allantoin, Glycerin, Bienenwachs, Vaseline, Lanette N, Isopropylpalmitat und Wollwachsalkoholen
Vorsicht bei Allergie gegen Harze!

Schüßler-Salze
siehe -> Biochemische Tabletten

Schwangerschaftsstreifenöl nach Hebamme Stadelmann
Primavera-Öle: Lavendel fein, Linaloeholz, Neroli, Rose, in Nachtkerzen-, Mandel- und Weizenkeimöl Primavera
S. zur regelmäßigen Massage, auch vorbeugend, mindestens 2xtgl. sanft einmassieren

Schwangerschaftstee nach Hebamme Stadelmann
Fol. Urticae - Brennessel
Hb. Equiseti - Schachtelhalm
Hb. Millefolii - Schafgarbe
Fol. Rubi idaei - Himbeerblätter
Hb. Hyperici - Johanniskraut
Fol. Melissae - Melisse
Hb. Alchemillae - Frauenmantel ââ
S. 1 TL pro Tasse überbrühen und etwa 15 Min. bedeckt ziehen lassen

Schwarzkümmelöl-Kapseln
1 Kapsel enth. 500mg kaltgepresstes ägypt. Schwarzkümmelöl
Ein Naturprodukt aus dem Orient mit vielen wertvollen Nährstoffen, wichtig für ein gesundes Immunsystem
Empfehlung: 2-3 Kps. tgl. mit Flüssigkeit

Schwarzwalnuss-Urtinktur
Juglans nigra TM aus den frischen Blättern nach HAB-3a, enth. 63% Alk.
S. im Rahmen einer Parasitenkur empfohlen, bei Bedarf 3xtgl. 10 Tr. mit Wasser verdünnt einnehmen

Schwedenbitter nach Maria Treben
Aloe, Engelwurz, Kampfer, Manna, Rhabarber, Sennesblätter, venet. Theriak, Zitwer, Eberwurz, Myrrhe, Safran in ca. 40% Alkohol
S. innerlich 2xtgl. 1 TL in einer Tasse Kräutertee; äußerlich entweder direkt auftragen oder für Umschläge mit Wasser verdünnen

Schwedenkräuter nach Maria Treben
Aloe, Engelwurz, Kampfer, Manna, Rhabarber, Sennesblätter, venet. Theriak, Zitwer, Eberwurz, Myrrhe, Safran zum Ansetzen in Kornschnaps

Scolopendrium-Rezeptur Nestmann Nr. 275 (Hirschzungen-Wein)
Likörwein/alkohol. Auszug (10,6:1) aus

Herba Scolopendrii - Hirschzungenfarn	2,4
Fructus Cardui Mariae - Mariendistelfrüchte	2,4
Herba Verbenae - Eisenkraut	2,4
Flores Lamii albi - Taubnesselblüten	2,4
Rhizoma Polypodii - Engelsüß	1,6

S. 3xtgl. 20-30 Tr. einnehmen (enth. 22% Alk.)

Senfmehl
Sem. Sinapis plv. DAC
Senfwickel: 100g Senfmehl mit lauwarmem Wasser zu einem dicken Brei verrühren, in Leinwand verpackt etwa 10 Min. auflegen, dann gut abwaschen.
Fußbad: 1-2 EL Senfmehl (für Erwachsene auch mehr) mit warmem Wasser anrühren, dann heißes Wasser zugießen, sodass 37°C erreicht werden. Höchstens 20 Minuten baden.

Spargel-Kapseln
1 Kapsel enth. 250mg Spargelpulver
Spargel entschlackt und entwässert den Körper auf natürliche Weise. Um die Wirkung zu erhöhen, raten wir, täglich mindestens 2-3 Liter Wasser oder ungesüßten Tee zu trinken.
Empfehlung: 3xtgl. 2-3 Kps. mit reichlich Flüssigkeit

Spirulina-Kapseln
1 Kapsel enth. 400mg Spirulina-Algenpulver
Spirulina-Blaualgen sind reich an essentiellen Aminosäuren, Vitaminen, Mineralien und Spurenelementen - eine Vitalquelle zur Entschlackung, für Gesundheit und Wohlbefinden.
Empfehlung: 3xtgl. 1 Kapsel mit reichlich Flüssigkeit

Stoffwechseltee nach HP Eicke Merz

Hb. Violae tricoloris - Stiefmütterchen	50,0
Hb. Alchemillae - Frauenmantel	30,0
Hb. Equiseti - Schachtelhalm	20,0

unterstützt die Hautreinigung, wird innerlich und äußerlich angewandt
S. 1 EL voll mit ¼ Liter Wasser überbrühen und etwa 10 Min. ziehen lassen

Stoffwechseltropfen

Viola tricolor TM - Stiefmütterchen-Urtinktur	20,0
Taraxacum TM - Löwenzahn-Urtinktur	20,0
Equisetum TM - Schachtelhalm-Urtinktur	10,0

S. 3xtgl. 30 Tr. mit Wasser verdünnt einnehmen

Strophanthus-gratus-Urtinktur (Rp-pflichtig!)
Strophanthus gratus TM=D1 nach HAB-4a (ca. 0,5% Herzglycoside als Ouabain berechnet), enth. ca. 68% Alk.
Heimat tropisches Westafrika, Wirkungsrichtung Herz-Kreislauf-System
S. nach ärztl. Anweisung, meistens 3xtgl. 20-40 Tr. mit Wasser verdünnt

Strophanthus gratus D4
nach HAB-4a, enth. ca. 50% Alk.
S. wenn nicht anders verordnet, 3xtgl. 7 Tr. in Wasser vor dem Essen einnehmen

Strophanthus-kombé-Tinktur (Rp-pflichtig!)
Tinctura Strophanthi kombé (1:10), enth. ca. 68% Alk.
Heimat von Kenia bis Südafrika, Wirkungsrichtung Herz-Kreislauf-System
S. Einnahme streng nach ärztl. Anweisung, in der Regel morgens 10-15 Tr. und frühabends 5-10 Tr.
(bei der ersten Anwendung nur 3 Tr. morgens und 2 Tr. frühabends, dann langsam steigern)

Tagescreme
Mandelöl bio, Aloe vera, Vitamin E, Glycerinstearat, Zitronenverbene Primavera
frei von synth. Duftstoffen, ohne Konservierungsmittel

Taigawurzel-Fluidextrakt
Extr. Eleutherococci fluid. (1:1), enth. ca. 30% Alk.
S. in Belastungssituationen und zur Rekonvaleszenz 3xtgl. 40 Tr. einnehmen

Teebaum Roll-on "Pickel-weg"

Teebaumöl (Ol. Melaleucae Ph.Eur.)	2,5ml
96% Alkohol	7,5ml

S. bei Bedarf auf Pickel und unreine Haut tupfen

Teerezepturen
in unserer Kräuterkammer halten wir etwa 500 Kräuter der abendländischen und der chinesischen Medizin vorrätig und fertigen Rezepturen nach Ihren Wünschen

Thuja extern
Urtinktur zum äußeren Gebrauch nach Vorschrift HAB-12a
S. bei Warzen 1-2xtgl. unverdünnt aufpinseln

Thymian-Hustensaft
Sirup. Thymi EB6
S. 5xtgl. 1 EL, für Säuglinge und Kleinkinder je nach Alter Tee- oder Kinderlöffel

Thymian-Hustentropfen
Extr. Thymi fluid. DAB (enth. 35% Alk.)
S. Erw. mehrmals 20-40 Tr., Kinder je 10-20 Tr., Säuglinge 4-8 Tr. unverdünnt oder in Wasser oder in Tee mit Honig einnehmen.
NB: kann auch mit andern Pflanzenauszügen gemischt werden, insbesondere eignet sich dazu Schlüsselblumenwurzel-Extrakt als Hustenlöser. Ebenso Spitzwegerich, Königskerze, Pelargonienwurzel, Sonnentau u.v.m.

Thymian-Myrte-Balsam nach Hebamme Stadelmann
mit Myrte, Neroli, Salbei, Thymian, Ysop, Zirbelkiefer, Wegerich in natürlichen Ölen und Wachsen
S. auf Brust und Rücken massieren, für Säuglinge geeignet

Venenfluid

Arnica planta tota TM - Arnika-Ganzpflanzen-Urtinktur	
Aqua Hamamelidis - Hamamelisrindenwasser	
Aesculus TM - Rosskastanien-Urtinktur	
Melilotus TM - Steinklee-Urtinktur	
Ruta TM - Weinrauten-Urtinktur	ââ 10,0
Basiscreme DAC	ad 100,0

S. bei Bedarf mehrmals täglich auftragen; kühl lagern und kühl auftragen!

Verletzungsglobuli
siehe -> Aua-Perlen

Verletzungstropfen nach HP Jürgen Schönach, Bad Aibling
Arnica D4
Hypericum D4
Ruta D4
Symphytum D2 ââ
S. bei Verletzungsfolgen 5-6xtgl. je 10 Tr. mit Wasser verdünnt einnehmen (enth. ca. 50% Alk.)

Vier-Winde-Öl nach Hebamme Stadelmann
Primavera-Öle: Anis, Fenchel, Koriander, Kreuzkümmel
in Mandelöl Primavera
bei Blähungen den Bauch immer im Uhrzeigersinn massieren

Vitamin-B-Komplex
Nahrungsergänzung mit allen acht B-Vitaminen, als Beitrag zur Aufrechterhaltung der geistigen u. körperlichen Leistungsfähigkeit; glutenfrei, lactosefrei
Empfehlung: 1 Kapsel tgl.

Vitamin C Lutschtabletten mit Apfelgeschmack
Nahrungsergänzung als Beitrag zum Schutz der Zellen vor oxydativem Stress, ohne Zuckerzusatz.
Verzehrempfehlung: 1 Tbl. tgl. im Mund zergehen lassen; diese enthält 15mg Vitamin C und deckt den dreifachen Tagesbedarf eines Gesunden an diesem Vitamin

Vitamin C + Zink Depot Abwehr plus
Die Vitalstoff-Kombination zur Unterstützung der Abwehrkräfte (300mg Vit. C und 10mg Zink in Retardform).
Empfehlung: 1 Kapsel tgl. zur Langzeitversorgung

Vitamin D 1000 I.E.
Das “Sonnenvitamin” und ein Multitalent für die Gesundheit
Empfehlung: 1 Kapsel alle 1-2 Tage mit Flüssigkeit (in sonnenarmen Zeiten auch mehr), am besten zu einer fetthaltigen Mahlzeit

Vitamine von A bis Z
24 aufeinander abgestimmte Vitamine, Mineralien und Spurenelemente für Gesundheit und Wohlbefinden.
Zusätzlich ist das pflanzliche Carotinoid Lutein enthalten, das zum Erhalt der normalen Sehkraft beiträgt.
Empfehlung: 1 Kapsel tgl.

Wacholdergeist
Spiritus Juniperi DAB6
traditionelle durchblutungsfördernde Einreibung, z.B. bei Rheuma oder Muskelkater

Wechseljahrs-Globuli
Cimicifuga D4
Sambucus D6
Sanguinaria D6
Sepia D12 ââ
S. bei Bedarf mehrmals tgl. 5 Globuli

Wechseljahrstee nach Dr. Anja Engelsing, Dettendorf bei Bad Aibling

Hb. Alchemillae - Frauenmantel	20,0
Hb. Hyperici - Johanniskraut	10,0
Rh. Cimicifugae - Traubensilberkerze	10,0
Fol. Salviae - Salbeiblätter	10,0
Fl. Lamii albi - Weiße Taubnessel	5,0
Fl. Cyani - Kornblumen	5,0

S. 1-2 TL pro Tasse überbrühen und 5-10 Min. bedeckt ziehen lassen; 2-3 Tassen täglich trinken

Weihrauch-Kapseln (Boswellia serrata)
400mg Extrakt aus Indischem Weihrauch pro Kapsel (angereichert auf ca. 65% Boswelliasäuren)
S. wenn nicht anders verordnet, 2-3xtgl. 1 Kapsel zur Mahlzeit über längere Zeit einnehmen

Weihrauch+Weidenrinde+Brennessel-Kapseln
Ind.-Weihrauchextrakt, Weidenrinden- und Brennesselpulver je 100mg pro Kapsel
Ideale Pflanzenkombination zur Unterstützung bei Schmerz und Entzündung an den Gelenken.
Bei allen Formen von Rheuma und Gicht empfohlen
Empfehlung: 2 Kapseln täglich mit viel Flüssigkeit

Weißdorn-Urtinktur
Crataegus TM nach HAB-2a, enth. 50% Alk.
S. zur Herzstärkung 3xtgl. 20 Tr.

Wertvolle Öle
Äther. Öle aus Rosmarin, Eukalyptus, Latschenkiefer, Lavendel, Pfefferminze, Thymian, Zitrone
S. zur Inhalation 5-10 Tr., pro Saunaaufguss 1 TL voll

Wiener Eibischteig
ein altbewährtes Hausmittel aus Österreich, die Rezeptur steht schon (auf lateinisch) in der Österreichischen Provinzial-Pharmakopöe von 1795
S. bei Husten und Heiserkeit nach Bedarf im Mund zergehen lassen

Wilde-Karden-Urtinktur
Dipsacus silv. TM nach HAB-3a, enth. ca. 65% Alk.
Leber-Entgiftungsmittel, insbesondere bei Borreliose-Spätfolgen empfohlen (Wolf-Dieter Storl)
S. 3xtgl. 10 Tr. mit Wasser verdünnt einnehmen

Wintertee (Hausmischung)
Wildapfel, Hibiskus, Hagebutten, Orangen- und Zitronenschalen, Zimt, Nelken und Kakaoschalen
S. 1 TL pro Tasse überbrühen und 10-15 Min. bedeckt ziehen lassen

NB: eignet sich auch gut für Kinderpunsch: 4 EL Wintertee mit gut 1 Liter Wasser aufkochen und etwa 10 Min. bedeckt ziehen lassen, 3 EL Zucker, ½ Liter Orangensaft und 2 Flaschen Rabenhorst bzw. Steinberger „Heißer Rabe" zugeben, ergibt 3 Liter Kinderpunsch

Wollblumen-Hustentropfen
Verbascum TM (Königskerze, Himmelbrand, Wollblumen) nach HAB-2a, enthält 50% Alk.
S. bei Bedarf mehrmals tgl. 20-30 Tr. mit Wasser verdünnt einnehmen

Wundheilungsbad nach Hebamme Stadelmann
Primavera-Öle: Schafgarbe, Lavendel extra, Kamille blau, Rose, Rosengeranie
auf Medizinischem Badesalz aus dem Toten Meer
S. 1 EL pro Liter auflösen

Zahnfleisch-Pinselung NRF (Blutwurz-Myrrhe)

Tct. Myrrhae - Myrrhentinktur	10,0
Tct. Tormentillae - Blutwurztinktur	10,0

wahlweise mit Gießring, Pinsel oder Tropfer verlangen!
S. pur auftupfen bzw. aufpinseln oder 10-20 Tr. in Wasser zum Mundspülen

Zahn-Globuli nach Dr. Stellmann
Dr. Michael Stellmann (1925-2010) war ein überaus bekannter und beliebter homöopathisch-anthroposophischer Kinderarzt mit Praxis in München-Schwabing und Altersruhesitz am Jägerhof Haslach, Berbling bei Bad Aibling. Weit verbreitet ist sein Buch “Kinderkrankheiten natürlich behandeln”.

Chamomilla e radice D20
Aconitum D10
Magnesium phos. D6   ââ
S. früh und abends je 5 Globuli

Zahnpulver nach Hahnemann
Rhiz. Iridis plv. - gemahlene Iriswurzel (“Veilchenwurzel”)
Rhiz. Calami plv. - gemahlene Kalmuswurzel
Carbo Ligni plv. - fein gemahlene Holzkohle
Ol. Bergamottae - Bergamottöl Primavera
S. zum Zähneputzen, homöopathieverträglich

Zimt-plus-Kapseln
1 Kps. enth. 50mg Ceylonzimt-Extrakt (10:1), 240mg Acerolakirschen-Extrakt mit 50mg natürl. Vitamin C, 12mg Vitamin E, 7,5mg Zink und 75µg Chrom. Die tägliche Einnahme soll den Zuckerspiegel günstig beeinflussen.
Empfehlung: 2x1 Kapsel tgl. mit reichlich Flüssigkeit

Zink-Biotin-Kapseln
1 Kps. enth. 6mg Zink als Orotat und 0,05mg Biotin, mit Vitamin B6 und Betacarotin. Zink ist nötig für Haut, Haare und Nägel sowie für die Abwehrkräfte. Biotin ("Hautvitamin H") u. Betacarotin unterstützen die Wirkung.
Empfehlung: 1-2 Kapseln tgl. mit Flüssigkeit

Zistrose
Hb. Cisti incani - Graubehaarte oder Kretische Zistrose
ein harziger Tee mit dem Duft der mediterranen Macchia gilt als abwehrsteigernd und antiviral
S. 1-2 TL pro Haferl überbrühen und ca. 5 Min. bedeckt ziehen lassen

Zistrosen Mund- und Rachenspray

Tct. Cisti incani (1:5) - Zistrosentinktur	40 ml
Aqua purif. - gereinigtes Wasser	58 ml
Ol. Cisti - äther. Zistrosenöl	gtt. II
Ol. Citri - äther. Zitronenöl	gtt. III
Propylenglycol	2 ml

S. bei Bedarf mehrmals täglich in den Rachen sprühen; vor Gebrauch schütteln

Zistrosentinktur
Tct. Cisti incani (1:5), enth. ca. 66% Alk.
aus der mediterranen Macchia, gilt als abwehrsteigernd und antiviral
S. bei Infektanfälligkeit 3xtgl. 20 Tr. in Wasser einnehmen

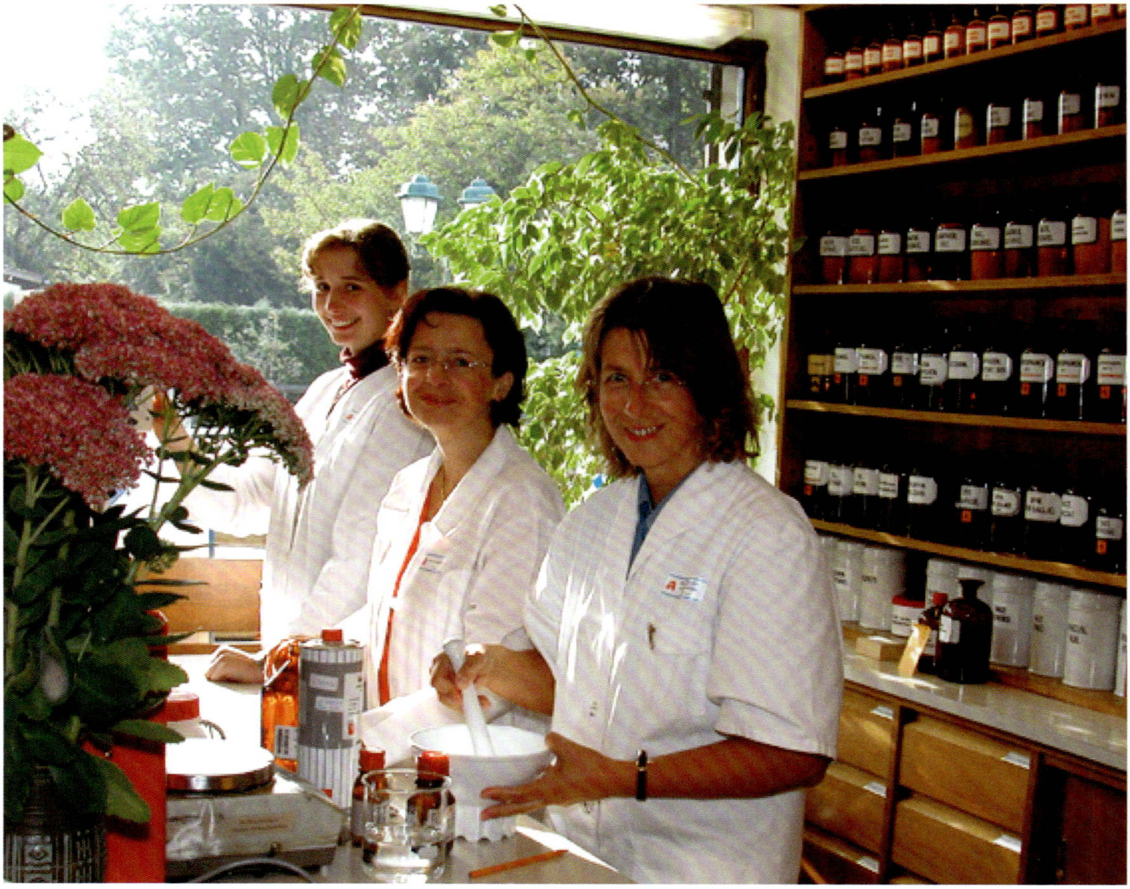

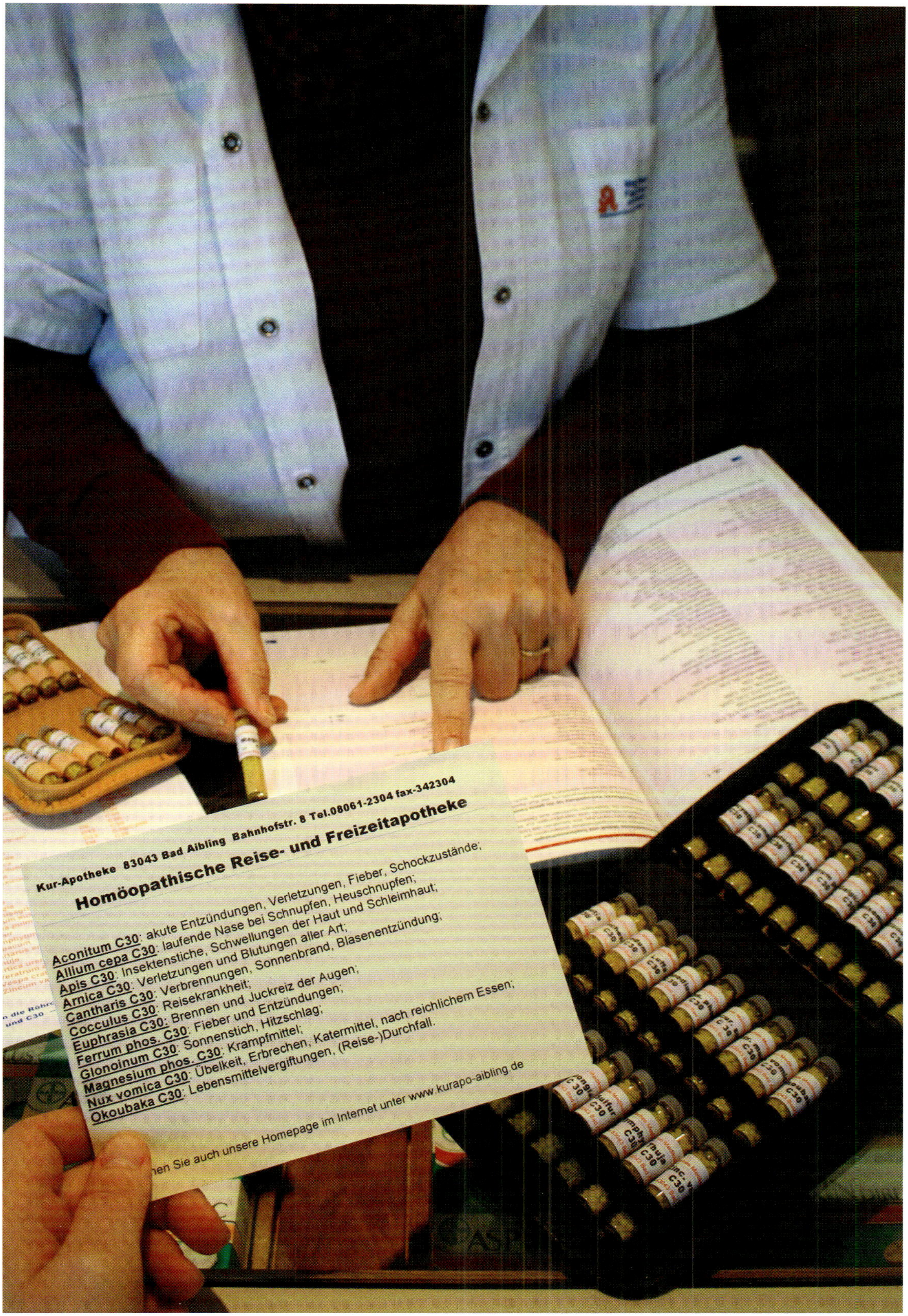
Kur-Apotheke 83043 Bad Aibling Bahnhofstr. 8 Tel.08061-2304 fax-342304
Homöopathische Reise- und Freizeitapotheke
Aconitum C30: akute Entzündungen, Verletzungen, Fieber, Schockzustände;
Allium cepa C30: laufende Nase bei Schnupfen, Heuschnupfen;
Apis C30: Insektenstiche, Schwellungen der Haut und Schleimhaut;
Arnica C30: Verletzungen und Blutungen aller Art;
Cantharis C30: Verbrennungen, Sonnenbrand, Blasenentzündung;
Cocculus C30: Reisekrankheit;
Euphrasia C30: Brennen und Juckreiz der Augen;
Ferrum phos. C30: Fieber und Entzündungen;
Glonoinum C30: Sonnenstich, Hitzschlag;
Magnesium phos. C30: Krampfmittel;
Nux vomica C30: Übelkeit, Erbrechen, Katermittel, nach reichlichem Essen;
Okoubaka C30: Lebensmittelvergiftungen, (Reise-)Durchfall.
hen Sie auch unsere Homepage im Internet unter www.kurapo-aibling.de

3. Abschnitt: Heilpflanzen

Eine kleine Auswahl in der Kur-Apotheke viel genutzter Pflanzen, die auch in der traditionellen bayrischen Volksheilkunde eine besondere Bedeutung haben und die in unserem Apothekergarten oder bei den Kräuterwanderungen zu sehen sind

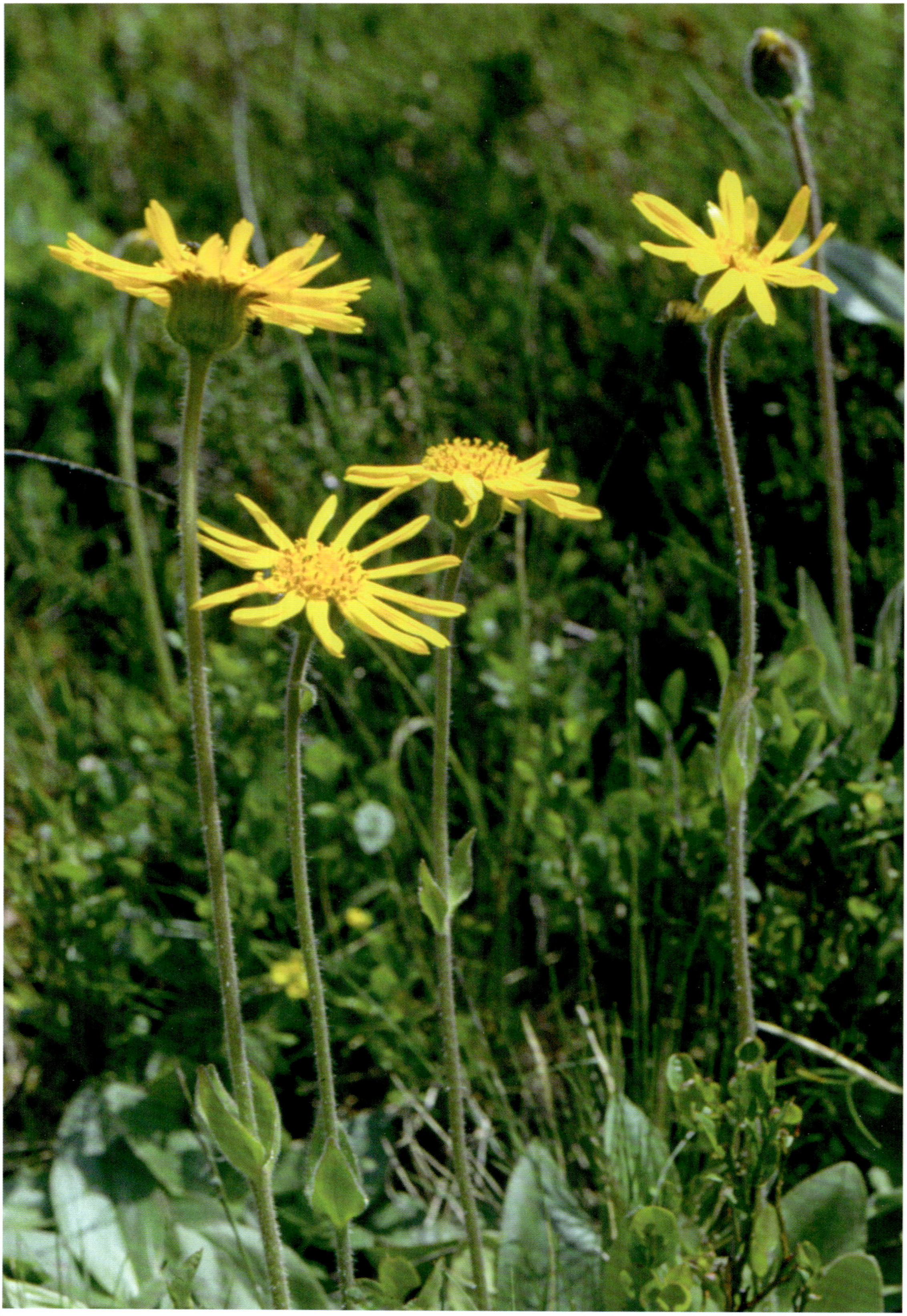

3.1 ARNIKA

Arnica montana, Fam. Asteraceae (Korbblütler)

Arnika heißt in anderen Gegenden auch Wohlverleih oder Berg-Wohlverleih – umgedeutet aus alten Namen wie Wolfsgelb oder Wolfsauge über Wolferlei - in Bayern ist aber nur der Name Arnika gebräuchlich; traditionell hört man auch „der Arnika“, denn in Bayern sind alle Kräuter „Wurzn“, und „der Wurz“ ist eben männlich.
Arnika unterscheidet sich von zahlreichen auf den ersten Blick ähnlichen gelben Korbblütlern durch ganzrandige längsnervige Grundblätter und den starken harzig-aromatischen Geruch.
Die **Wirkstoffe der Arnika sind vielfältig** und bis heute noch nicht vollständig untersucht. Man findet Sesquiterpenlactone, Flavonoide, ätherisches Öl, Bitterstoffe u.v.a. Deren Eigenschaften sind: entzündungshemmend, schmerzlindernd bei Entzündungen, keimhemmend gegen Bakterien und Pilze, durchblutungsfördernd – aber auch haut- und schleimhautreizend (deshalb Vorsicht vor Überdosierung).
Allgemein bekannt ist die Verwendung der Arnikatinktur und -salben bei **stumpfen Verletzungen** (Verstauchungen, Prellungen, Quetschungen, Blutergüssen) sowie bei rheumatischen Muskel- und Gelenksbeschwerden. Aber auch bei Entzündungen im Mund-Rachen-Bereich, bei entzündeten Krampfadern und bei Entzündungen nach Insektenstichen sollte man öfter an Arnika denken.
Arnika hilft außerdem bei akuter Herzschwäche und Angina pectoris, auch wenn dieser Anwendungsbereich, abgesehen von der Homöopathie, heute weitgehend in Vergessenheit geraten ist (Fintelmann).

Vorsicht mit Arnika bei sehr empfindlichen Personen und bei Allergie gegen Korbblütler!

Arnika-Anwendungen aus der Kur-Apotheke

Wir halten sowohl die schulmedizinische Arnikatinktur aus den getrockneten Blüten (Tinctura Arnicae Ph.Eur.) als auch die homöopathische Urtinktur (Arnica TM) aus der Wurzel und Arnica planta tota TM aus der frischen Ganzpflanze, die vor allem von den Anthroposophen verwendet wird, vorrätig. Die Zubereitungen aus den oberirdischen Pflanzenteilen werden nur äußerlich angewendet (1+4 mit Wasser verdünnen), bei der Einnahme könnte es zu bösen Entzündungen im Magen-Darm-Bereich kommen. Die Urtinktur aus der Wurzel ist unbedenklich und wird auch innerlich verordnet. Meistens wird aber Arnica homöopathisch ab D4 eingenommen.

Arnica D6, D12, C30 oder C200 ist in unseren homöopathischen Taschenapotheken enthalten.
Arnica D6 ist ein Bestandteil der Aua-Perlen und Verletzungstropfen.
Unsere Arnika-Latschen-Einreibung und unser Venenfluid enthalten auch Arnika.

NB: Arnika lässt sich nicht im Kräutergarten kultivieren. Die Garten-Arnika, die wir im Homöopathiegarten zeigen, stammt aus Mexiko (Arnica chamissonis), gilt aber bezüglich der Wirkstoffe unserer heimischen Arnika als gleichwertig.

Aus der alten und neuen Volksmedizin

In den antiken und mittelalterlichen Kräuterbüchern taucht die Arnika kaum auf, wohl weil sie in Südeuropa nicht wächst. Erst in den letzten Jahrhunderten entwickelte sie sich zu einer der bekanntesten und volkstümlichsten Heilpflanzen. Da wurden überall Arnikablüten gesammelt und getrocknet, **in Schnaps angesetzt** und zum Reifen mindestens 8 Tage in die Sonne gestellt. Heute ist die Arnika bei uns vom Aussterben bedroht und steht vollständig unter Naturschutz. Überdies sind unsere wildwachsenden Arnikablüten sehr stark von giftigen Fliegenlarven befallen. Zum Ansetzen dürfen deshalb nur in der Apotheke gekaufte Blüten aus nachwachsenden Kulturen, z.B. aus der Schweiz, verwendet werden.
Im Gegensatz zur Volksmedizin werden alle phytotherapeutischen und homöopathischen Tinkturen heute kühl und dunkel angesetzt, um keine empfindlichen Inhaltsstoffe durch Sonnenlicht oder Wärme zu zerstören

Auch die **Arnikasalben** wurden hausgemacht. Als Salbengrundlagen diente früher tierisches Schmalz, nicht nur vom Schwein, sondern für eine edle Salbe bevorzugt von edleren Tieren, etwa von der Gämse, damit der Verletzte bald wieder so leichtfüßig und beweglich würde wie eine Gämse.
Heute bevorzugt man als Salbengrundlagen Wollwachsalkoholsalbe (Eucerin) oder Vaseline. Man schmilzt die Grundlage im Wasserbad, gibt möglichst viele Blüten in die Schmelze, erhitzt kurz, lässt abkühlen und bis zum nächsten Tag stehen. Dann wird die Salbenmasse wieder im Wasserbad geschmolzen, durch ein mit Mull ausgelegtes Sieb abgeseiht und in Töpfchen abgefüllt.

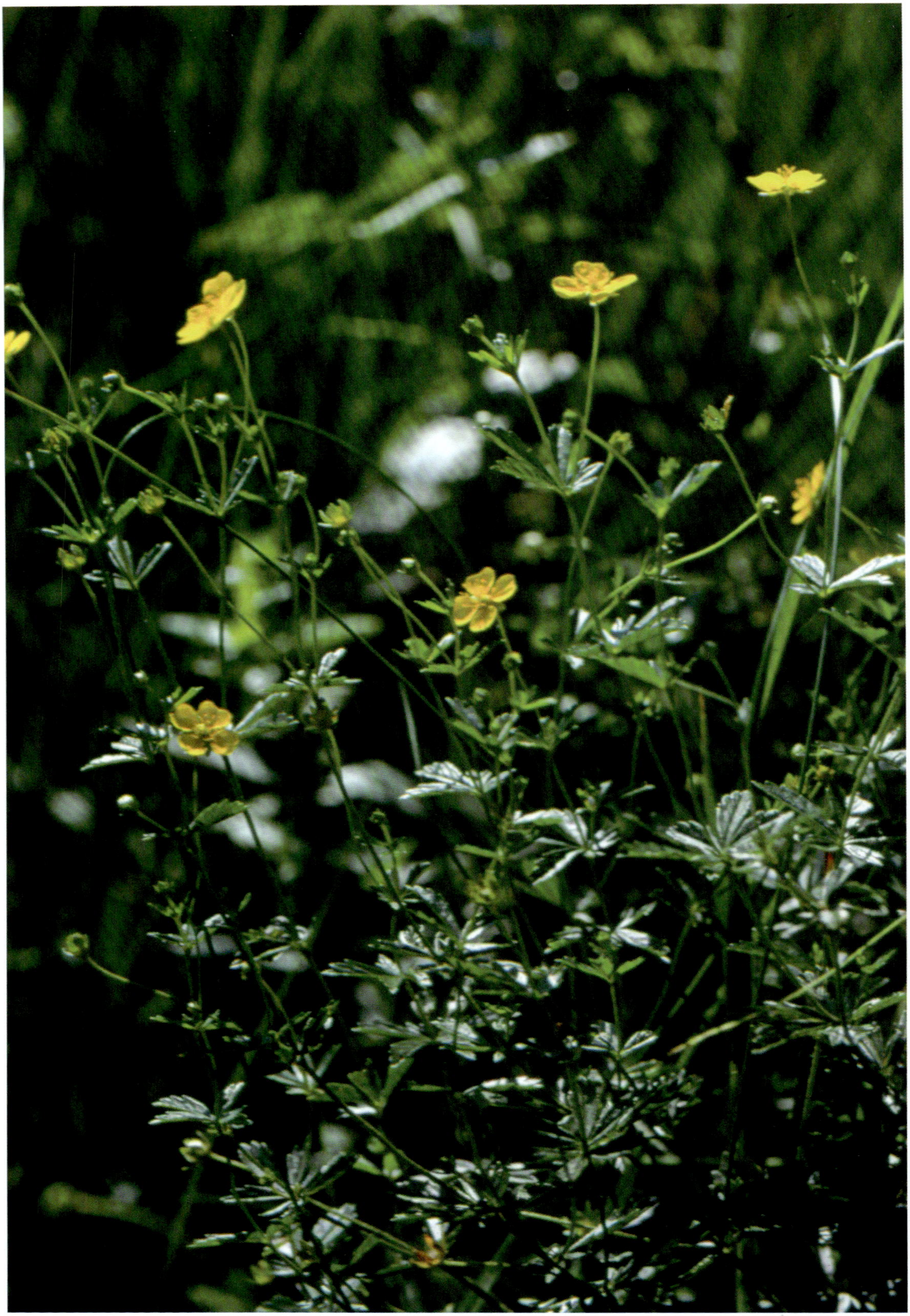

3.2 BLUTWURZ

Bluatwurzn (Tormentill)

Potentilla erecta (Potentilla tormentilla), Fam. Rosaceae (Rosengewächse)

Im Unterschied zu anderen Fingerkräutern und zu Rosengewächsen allgemein hat die Blutwurz nur 4 statt 5 Blütenblättchen. Sie wächst überall recht unauffällig und bescheiden auf Moorwiesen, hat aber einen kräftigen Wurzelstock, der arzneilich genutzt wird, und zwar aufgrund des **außerordentlich hohen Gerbstoffgehalts** (zusammenziehend, reinigend, stopfend) bei Durchfällen, bei Haut- und Schleimhautentzündungen und zur Blutstillung.
Der Name Blutwurz bezieht sich darauf, dass ein frisch gebrochener oder angeschnittener Wurzelstock rot anläuft, wenn der Gerbstoff mit dem Luftsauerstoff reagiert. Die alte Signaturenlehre erkannte darin ein Zeichen, das auf das Blut verweist, und behält bis heute damit recht, denn Gerbstoff wirkt tatsächlich blutstillend.

Aus alten Kräuterbüchern

Losch (Kräuterbuch): Die Ruhrwurz enthält viel Gerbstoff und wird bei chronischer Ruhr, Durchfall, Blutungen, Schleimflüssen und Wechselfiebern vom Volk im Aufguss oder gepulvert zu 1-3 Gramm angewandt. Das mittelfeine Pulver ist ein vorzügliches Zahnpulver.
Lassel (Kräutergold) fügt noch hinzu: Wenn Eiweiß im Harn abgeht und man sich keinen Rat mehr weiß, dieses Übel loszuwerden, so nehme man Blutwurztee. – Äußerlich gebraucht man den Tee zur Befestigung der lockeren Zähne, als Mund- und Gurgelwasser.
Marzell (Geschichte und Volkskunde) bringt ein altes Rezept aus der Dachauer Gegend: Gibt die Kuh Milch mit Blut, so soll man ihr 5 Tormentillwurzeln, 7 Schlangenwurzeln (die ebenfalls gerbstoffreichen Wurzelstöcke des Schlangenknöterichs Polygonum bistorta), eine gute Handvoll Odermennigkraut, ebensoviel Baldriankraut, eine Handvoll Salz, und zwar alles mit Essig übergossen zu fressen geben.

Der Bergzaberner Arzt Jacobus Theodorus **Tabernaemontanus** S.360ff. schrieb im Jahr 1588 zum **innerlichen Gebrauch** der Blutwurz oder Tormentille:
„Die Krafft und Würckung der Tormentillwurtzel ist nicht auszugründen oder zu beschreiben, dann es sind noch viel verborgener Heimlichkeiten in dieser Wurtzel, wie auch in anderen Kräutern und Wurtzeln. Dann das Kraut mit der Wurtzel frisch gestossen, und den Safft darvon ausgedruckt, und dessen auf einmal 3 Untzen (ca. 100ml) getruncken, treibet aus alles Gifft, man hab es gleich gessen oder getruncken, und würcket solches durch den Schweiß, deßgleichen treibet es auch aus alle pestilenzische Vergifftung. So man aber die Tormentillwurtz grün nicht haben kan, soll man sie dürr nehmen, und dieselbige zu einem subtilen Pulver stossen, davon eines quintleins schwär (etwa 5g) mit warmem wein zertrieben zu trincken geben“
„Ferner findet man unter allen Wurtzeln kaum eine, die da nützlich und besser ist wider alle Bauchflüß, roth und weiß, als eben die Tormentillwurzel.“
Und über den **äußerlichen Gebrauch**: „Es ist auch die Tormentill ein überaus und fürtrefferlich Wundkraut, soll billich nit allein zu allen Wundträncken, sondern auch zu den Pflastern und Wund-Salben genommen werden, denn sie säubert und heilet alle Wunden und alte flüssige Schäden, in Wein oder Wasser gesotten, dieselbigen damit gewäschen und das Pulver darein gesäet, unsere Bartschärer, Bader, und dergleichen vermeinte Wundärtzte, sollten dieses und dergleichen Kräuter gebrauchen, aber sie thun wie die unverstandigen groben Eselsköpff, und wollen bey ihrer geelen, grünen und rothen Wagenschmier bleiben ...“

Der **Müllner-Peter von Sachrang** benutzt die Blutwurz in seiner „Gerechten Magen-Essenz“ und im “Besten Pest- und Reinigungs-Branntwein”, siehe ausführlich bei 3.15 Wacholder.

Blutwurz-Zubereitungen in der Kur-Apotheke

Die Wurzel für Abkochungen in Wasser (1 TL pro Tasse kurz kochen) und zum Ansetzen in Schnaps oder Wein.
Das Wurzelpulver zum Zähneputzen oder als Wundpuder.
Die Tinktur zur innerlichen (jeweils 20-40 Tropfen) und äußerlichen Anwendung.

Unsere Durchfalltropfen enthalten Enzian-, Wermut- und Blutwurztinktur.
Die Zahnfleischpinselung enthält Blutwurz und Myrrhe.
Die Mund-Rachen-Tropfen enthalten ebenfalls Blutwurz, kombiniert mit Kamille, Salbei, Thymian u.a.

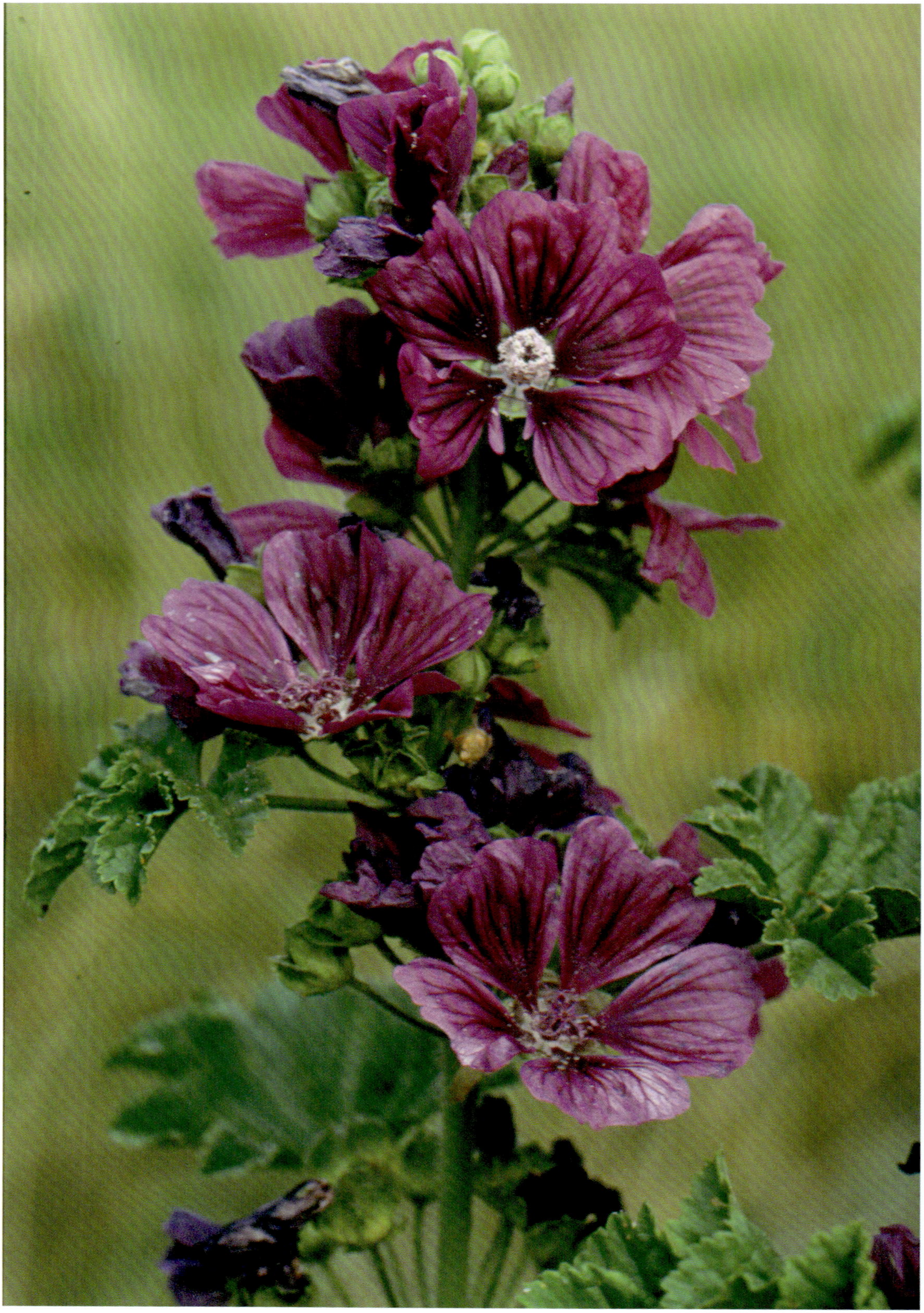

Wilde Malve, Kaasloawal

3.3 EIBISCH UND MALVE Weiße bzw. Samtpappel und Kaspappel, Kaasloawal

Althaea officinalis und Malva silvestris, Fam. Malvaceae (Malvengewächse)

Diese beiden Pflanzen werden hier miteinander aufgeführt, weil sie zur selben Familie gehören und sich in ihren Wirkstoffen, nämlich den Schleimen, und der Anwendung gleichen.
Die Apotheke arbeitet bevorzugt mit dem angebauten Eibisch (Wurzel und Blätter), die Volksmedizin sammelt die Blätter und Blüten der wild wachsenden Malven oder auch der Stockrose Alcea rosea (die Kneipp von allen Malvenarten am meisten schätzte) im Bauerngarten. Malvengewächse sind grundsätzlich alle ungiftig und als Lebens- und Heilmittel genießbar; allgemein bekannt ist auch die säuerliche Hibiskus-Malve aus Afrika („Nubien-Blüte").
Schleime wirken bekanntlich erweichend und reizlindernd auf entzündete Haut und Schleimhaut (Mund-Rachen-Raum und Magen-Darm-Trakt), indem sie eine einhüllende und schützende Schicht darüber legen.
Kräutersegen 1896: Die Malve ist sicher jedermann bekannt, denn ihr plattrundes, vielgefächertes Früchtchen wird unter den Namen „Käslaibchen" und „Katzenbrot" von den Kindern mit Wonne gegessen und bei ihren „Kaufmannsspielen" als „Handelsware" benützt.
Aus der Malve bereitete man eine Art Breigemüse, welches die Landleute fast täglich genossen (der Name Pappel hat nichts mit dem Baum „Pappel" zu tun, sondern meint diesen pappigen Brei). Aus der stärkereichen Wurzel ließe sich sogar Brot backen.
Mit einer Eibisch-Art sollen sich die Apollo-Priesterinnen die Füße eingerieben haben, wenn sie das „Wunder" des Schreitens über glühende Kohlen vollbrachten.

Eibisch-Rezepturen aus der Kur-Apotheke

Eibischwurzel-Tee: 1 TL pro Tasse kalt ansetzen, damit der Schleim nicht verklebt, einige Stunden stehen lassen, zuletzt anwärmen oder ganz kurz aufkochen. Vielseitig verwendbar: bei Mundtrockenheit, entzündeten Schleimhäuten oder einfach als Genusstee, vor allem mit Lindenblüten oder Wildapfel gemischt.
Nicht zu vergessen: äußerlich für reizlindernde Waschungen (siehe Müllner-Peters Pappelwasser).

Unser bewährter Thymian-Eibisch-Hustensaft
Eibischsirup als Hustensaft, pur oder mit anderen Pflanzenauszügen (Spitzwegerich, Fenchelhonig) gemischt
Wiener Eibischteig bei Husten und Heiserkeit (Urform der „Marshmallows" - engl. marsh mallow = Eibisch)

Unser Brusttee enthält Eibischwurzeln
Unser Magentee II bei gereiztem und übersäuertem Magen enthält als wichtigsten Bestandteil Eibischblätter.

Über die Malve in alten und neuen Büchern

Dieser Pflanze gaben die Alten den Namen **Malva**, weil sie den harten Leib erweicht (mollire) (aus dem „Macer floridus"). Mit den gestampften Blättern und ein wenig Salz vertreibst du Augengeschwüre; mit Malvensaft heilst du die Bienenstiche, und wenn du Öl damit verquickst und deinen Leib bestreichst, wird dir gar keine Biene Schaden bringen.
Bei **Dioskurides** dient Malvenbrühe als Klistier bei Entzündungen im Darm und am Darmausgang sowie als Bad für Schwangere, um die Gebärmutter zu erweichen. **Tabernaemontanus** verwendet sie zusätzlich als Trank zur Geburtserleichterung und für die Milchbildung, und in Form einer Breiauflage für entzündete Brüste.
Käsepappel, in Geißmilch gekocht, wurde in Tirol als Pflaster aufgelegt zum Aufzeitigen von Abszessen (Dörler).
Ein **spinatartiges Gemüse** aus den Malvenblättern hat leicht abführende Wirkung, Malve wurde später vom schmackhafteren Spinat als Gemüse verdrängt. In den arabischen Ländern ist eine Art Malvensauce unter dem Namen Malokhiya heute noch gebräuchlich.

Dr. Zimmermann vom Naturheilkundlichen Krankenhaus in München-Harlaching verwendete Malvensud bei Altersflecken und rezeptierte auch ein Augenwasser mit Malve, Augentrost, Fenchel usw.
Kräuterpfarrer Künzles Kräuter-Heilbuch: Hat man bei Verbrennungen nichts anderes zur Hand, so behelfe man sich mit einer Auflage von frischen, in Speiseöl getauchten Eibischblättern. - Die frischen Malvenblätter, etwas zerquetscht, geben vorzügliche Auflagen bei Insektenstichen. – Malvenkraut, das in Wein gesotten und mit Honig gesüßt wurde, heilt Blasenleiden, besonders wo es beim Urinieren brennt.

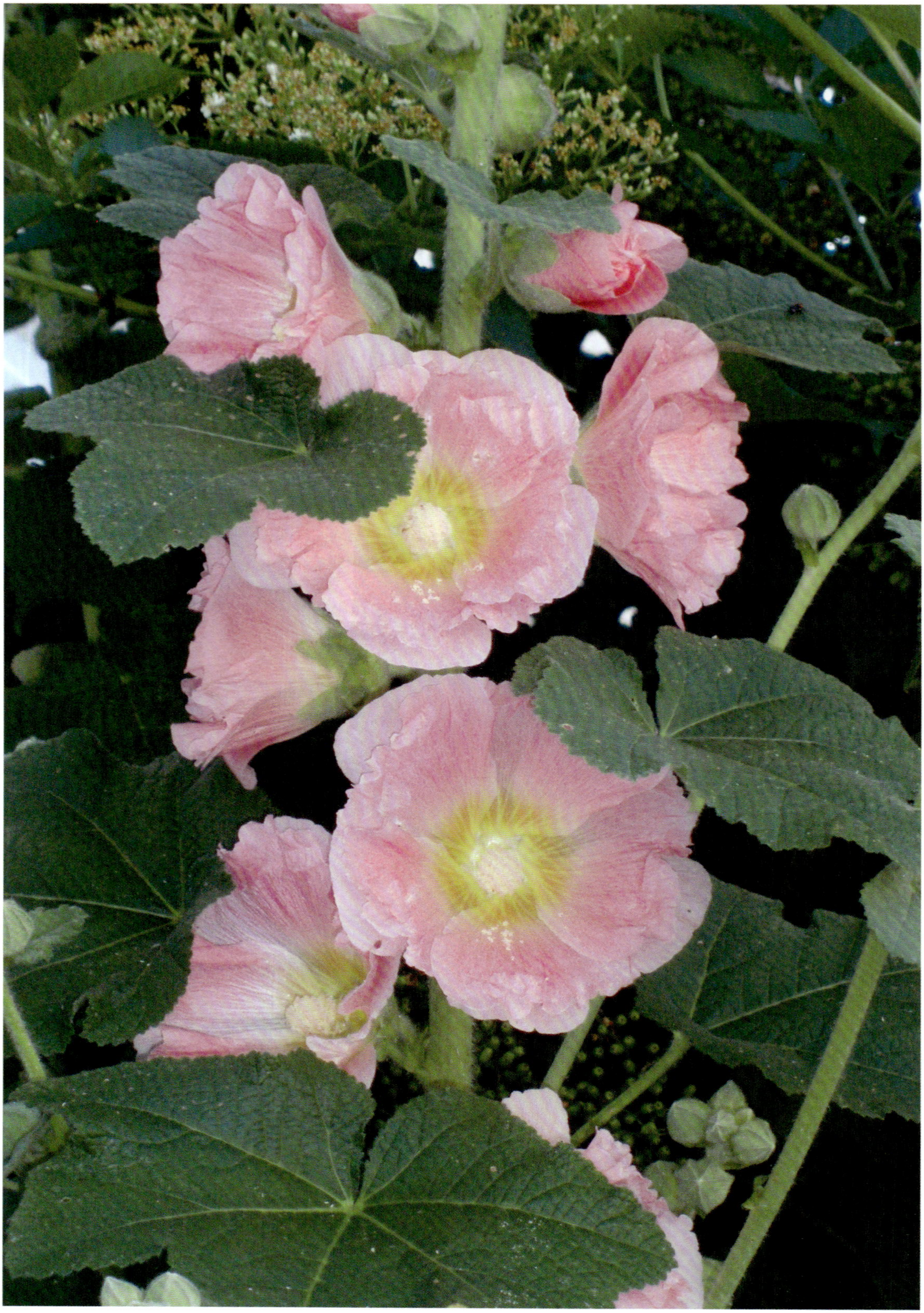

Stockrose

Der Eibischteig

Im Mittelalter gab man kandierte Eibischwurzeln bei Heiserkeit und Husten, später wurde daraus der Eibischteig entwickelt und unter den Namen „pâte de guimauve" in Frankreich, Jungfernleder oder Lederzucker in den deutschen Ländern und „marsh mallow" in England bekannt. Eibischteig war offizinell, d.h. in den Apotheken gebräuchlich, und die Herstellungsvorschrift stand unter **„Pasta Althaeae"** in den Arzneibüchern. „Sie wird aus einem Decoct der Althaewurzel bereitet, zu dem man arabisches Gummi, Zucker, und zuletzt Eiweiß, das mit Pomeranzenblüthwasser vorher durchgeschlagen ist, hinzusetzt. Sie muß, wenn man sie anwendet, frisch, weiß und locker seyn, und auf der Zunge leicht zergehen" (Hecker 1829).

Aus dem Rezeptbuch des Müllner-Peter von Sachrang

Papeln Waser (Abschn. 1, Nr. 17): Ist kalt und feucht, gut zu erweichen alle harte hitzige Ding, denn es feuchtet in- und auswendig. Es hilft auch zu Schlaf und bei hitzigen Fiebern und Ausdörrung, wenn man die Rauthen (aufgekratzte Ausschläge) damit wäscht , und man darf auch die Beiner und Krätzen damit waschen (wohl: Juckreiz an Armen und Beinen?), und andere große Wirkung hats das nicht auszusprechen ist.

Der wahre Kunst Balsam (aus Abschn. 5): heilt in wenig Zeit alle innerlichen und äußerlichen Wunden, legt allerhand Hauptschmerzen denen die husten, lungen- und lebersüchtig sind, Seitenstechen und Darmvergift haben, bricht die Steine in Nieren und Blasen und dergleichen mehr große Wirkungen.
Nimm Märzveilchen, rote Rosen, Hollerblüml, weiße Lilien, Wollkrautblüte (Königskerze), Malven oder Stockrosen, von jeder Gattung eine gute Handvoll. 2 Pfund Baumöl (1 Liter Olivenöl), die Blumen alle darein und wohl zugedeckt gesotten, danach durchseihen. Immer wieder Blätter und Blumen hinein, je öfter desto besser. Wohl vermacht den ganzen Sommer an der Sonne stehen lassen und im Winter am warmen Ofen.
Zur Einnahme für ein Kind ½ Lot, einem Alten 1-2 Lot in warmer Brüh oder ganz allein schön warm, alle Schäden werden damit eingesalbt.

Ein anderes **vortreffliches Mittel zur sofortigen Heilung** (Abschn. 9, Nr. 24): Nimm Pappelkraut und Weidenblätter jeweils 1 Handvoll, gut zerstoßen, den Saft wohl ausgedrückt und auf die Wunden mit Tüchlein gelegt, heilt besser als manche Pflaster oder Salben, die viel Geld kosten (das Rezept war schon in der Antike bekannt).

Ein Rezept bei **entzündlichen Augenbläschen** (Augenherpes) (aus Abschn. 13): „Nimb papel wurzen, thuets in den mundt, legs auf die seitten wo das weh thuente aug ist, so zerbrichts die blattern (Bläschen) und verzehrts."

Ein einfaches Mittel bei allerhand Zufällen (Widrigkeiten) der Zunge und Sprachlosigkeit (wenn jemand vor **Heiserkeit** nicht mehr reden kann) und Geschwür des Halszäpfleins (aus Abschn. 15): Nimm Gartenpappeln (Stockrosen), gemeine Pappeln (Malve), Eibischwurzel samt Kraut, Brunellen, Ehrenpreis, Salbei, Ysop, Wegerich, getrocknete Maiblumen, jedes 1 Handvoll, Engelsüß 2 Lot, 1 Alantwurzel, 1½ Lot Wegwartwurzel, dies alles miteinander grob zerschnitten, ½ Maß Wein, 1 Quartl frisches Wasser, ebensoviel guten Essig, zusammen sieden bis es um eine Daumenbreite eingekocht ist. Dies genommen in allerhand Zufällen so warm du es leiden kannst, nachts gurgeln, mit Honig gesüßt ists desto kräftiger (1 Lot = 17,5g bayrisches Krämergewicht).

Ein **Bad gegen Nierengries** (aus Abschn. 23): „Nimb schafmuetterl (Schafgarbe), wermueth, papln, wolgemuet (Dost) aines so vill des andern und siedt das in waser und sez ein pis an nabel" (setz dich hinein bis an den Nabel).

Ein probates Mittel für die Franzosen (**Syphilis**, aber auch andere infektiöse Hautkrankheiten) (aus Abschn. 24): Erst nimm Haberstroh einen guten Teil, Pappeln 3–4 Handvoll, Salz ein Handvoll, lass miteinander wohl sieden in einem Kessel. In einen Zuber setzen und den Kranken ein Schwitzbad machen lassen.
Danach, wenn der Kranke abgetrocknet ist, bekommt er einen Branntweinaufguss auf einem heißen Backstein, so dass der Dampf an ihn und in ihn gelangt, und seine Wunden werden mit Branntwein gewaschen. Zuletzt werden die Male mit zerdrückten Veiglwurzen (Iriswurzel) eingerieben.

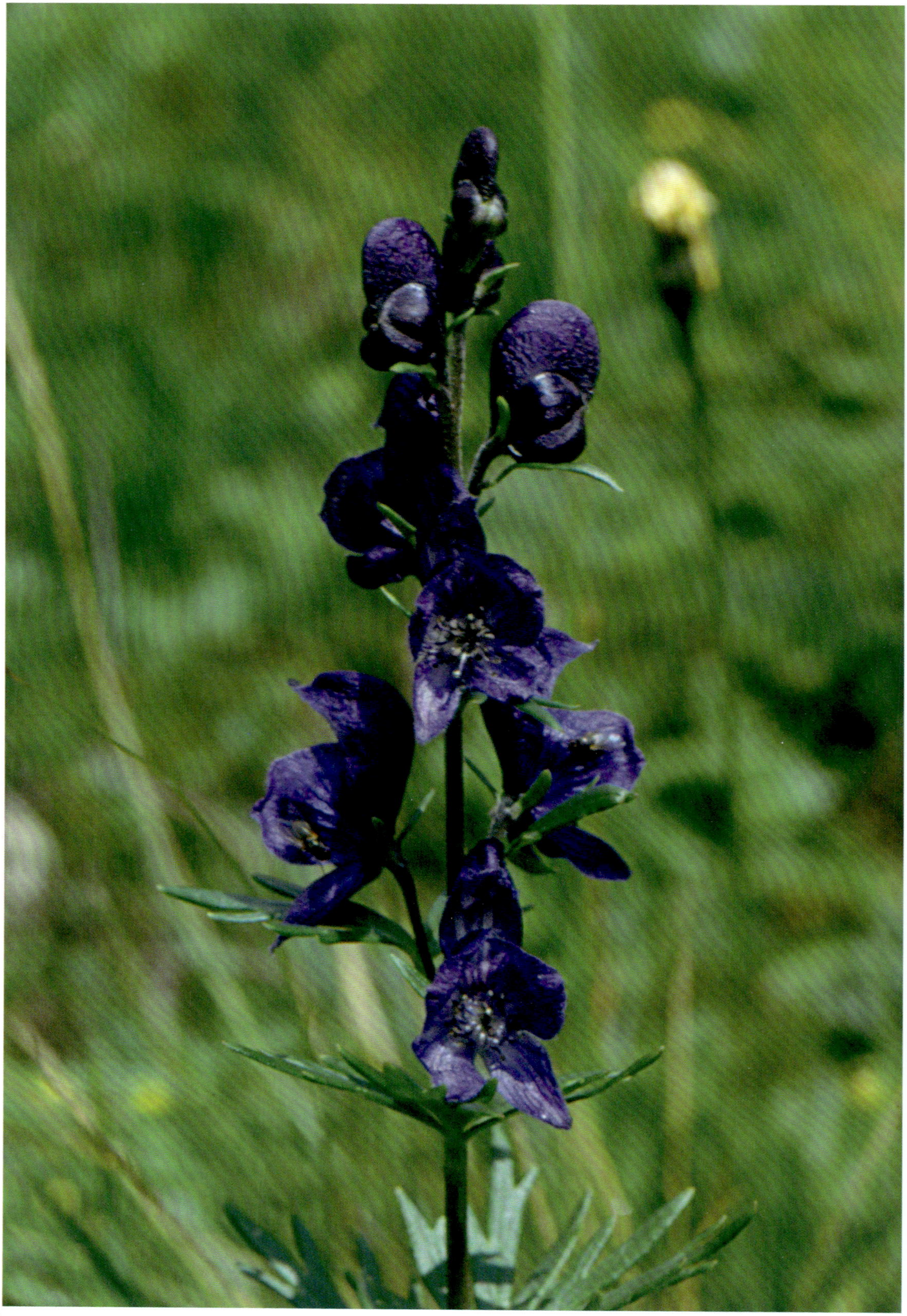

3.4 EISENHUT Eisnhuat (Toiflswurz, Apolloniawurzn)

Aconitum napellus (Blauer Eisenhut), Fam. Ranunculaceae (Hahnenfußgewächse)
In der Volksmedizin auch Aconitum vulparia (Gelber oder Wolfs-Eisenhut, Wolfswurz)

Der Eisenhut ist die giftigste Pflanze Mitteleuropas, alle Pflanzenteile sind sehr giftig, besonders die Wurzelknollen; 2g können bereits tödlich wirken. Sie enthalten alle das **Nervengift Aconitin** (3-6mg tödlich), ein Alkaloid, das sogar durch die unverletzte Haut aufgenommen wird.
Die **Vergiftung** beginnt nach wenigen Minuten mit Brennen im Mund und im Gesicht und Kribbeln in Fingern und Zehen, das sich allmählich über den ganzen Körper ausbreitet. Es kommt zu kalten Schweißausbrüchen und einem Gefühl, wie wenn man Eiswasser in den Adern hätte. Dann folgen Koliken und Brechdurchfall, weil der Körper versucht, sich gegen das Gift zu wehren. Der Herzschlag wird immer langsamer und die Körpertemperatur sinkt. Das Denkvermögen nimmt immer weiter ab, aber das Bewusstsein bleibt bis zuletzt erhalten. Der Tod tritt ein durch Kreislauf- und Atemlähmung, Herzstillstand.
Erste Hilfe bei Vergiftungen:
Atmung und Kreislauf erhalten, Flüssigkeitszufuhr, beim Arzt Magenspülen mit Kaliumpermanganat-Lösung.

Im Mittelalter wurde der Wurzelstock getrocknet, gepulvert und dann als **schmerzstillendes Mittel** bei Neuralgien, aber auch für Giftmorde und Hinrichtungen verwendet, und war außerdem ein Bestandteil der „Hexensalben" (siehe bei Tollkirsche)

Volkskundliches

Lassel, Rosenheim: Die bayrischen Bergbauern setzen das blühende Kraut mit oder ohne Wurzeln in Schnaps an und bewahren diesen in einer Flasche als Fiebermittel auf. - Laut Dr. Zimmermann baut sich das Aconitin während des Lagerns zu schwächer wirksamen Komponenten ab. Trotzdem ist davon unbedingt abzuraten!
Höfler, Bad Tölz 1888: Bei der geringfügigsten wie bei der schwersten Krankheit von Mensch und Vieh holt der Bauer die Arnikatinktur; hilft die nicht, greift er zum Akonit; hilft auch der Akonit nicht und stellt sich die gefürchtete Verstopfung ein, geht er zum Pfuscher (Bader) oder gar zum Arzte. - Wegen der Giftigkeit keinesfalls ausprobieren! Homöopathisch verwenden wir allerdings heute noch das Aconitum als erstes und wichtigstes Fiebermittel.
Marzell (Geschichte und Volkskunde): Auf den Almen wurde der Eisenhut zum Vergiften von Füchsen und Wölfen verwendet (Wolfswurz).

Verwendung des Eisenhuts (Aconitum) in der Kur-Apotheke

Die Homöopathie gebraucht die frische Ganzpflanze Aconitum ab D4 bei hochakuten entzündlichen Erkrankungen, egal welcher Organe. Leitsymptom ist der plötzliche heftige Krankheitsbeginn, bald mit Schüttelfrost, bald mit trockner Hitze und Durst, Panik und Todesangst. Je mehr die Krankheitssymptome den Symptomen einer Eisenhut-Vergiftung ähneln, umso wirksamer wird das entsprechend verdünnte bzw. potenzierte Mittel sein. „Similia similibus curentur" – Ähnliches werde mit Ähnlichem geheilt.
Aconitum ist das erste Fiebermittel bei allen Entzündungen, aber nur solange bis Schweiß eintritt, dann wird auf Belladonna gewechselt.

Aconitum ist in unseren homöopathischen Taschenapotheken und in folgenden Mischungen enthalten:
Infektabwehrtropfen und –globuli
Zahn-Globuli nach Dr. Stellmann

Zum äußerlichen Gebrauch werden Eisenhutknollen mit Olivenöl ausgezogen. Die Ölauszüge sind rezeptpflichtig, aber daraus hergestellte Salben gibt es rezeptfrei bei Rheuma, Trigeminusneuralgie und Gürtelrose.

Mit dem Eisenhut verwandt, aber nicht ganz so giftig, sind die **Rittersporn-Arten**. Von den hübschen blauen Blüten des einheimischen Rittersporns Delphinium consolida machte der Müllner-Peter Augenwässer (Abschn. 1, Rez. 4 und Abschn. 13) und einen Tee gegen krampfartige Beschwerden beim Wasserlassen (Harnwinden, Abschn. 21). Kleine Mengen (1%) davon werden unter dem Namen „Flores Calcatrippae" heute noch ohne Gefahr genommen, um Tees zu verschönern. Und die Samen des mediterranen scharfen Rittersporns oder Stephanskrauts **Staphisagria** dienen in der Homöopathie ab D4 als Nervenmittel.

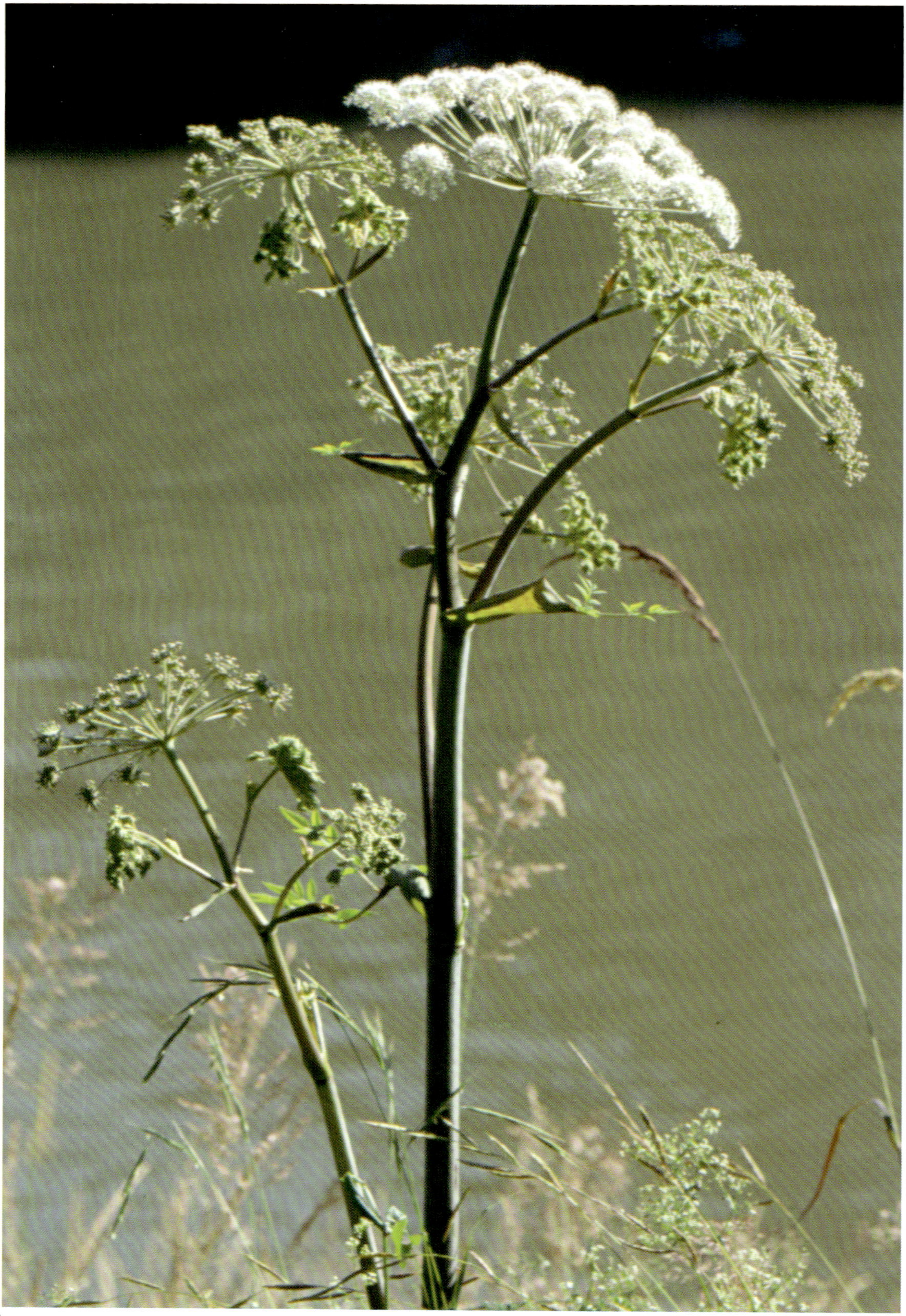

3.5 ENGELWURZ

Brustwurz (Angelika)

Angelica archangelica (=officinalis) Echte Engelwurz, Angelika (v.a. in Nordeuropa sehr verbreitet) und Angelica sylvestris Wald-Engelwurz (wächst in unseren Bergwäldern), Fam. Apiaceae (Doldenblütler)

Die Engelwurz ist das **Musterbeispiel eines aromatischen Bittermittels** („Amarum aromaticum"), denn sie enthält große Mengen von ätherischem Öl und Bitterstoffen in allen ihren Teilen. Sie fördert die Sekretion der Verdauungssäfte und hilft deshalb bei Appetitlosigkeit, Völlegefühl, Blähungen und allen anderen Verdauungsstörungen, darüber hinaus aber auch zur Entgiftung des Körpers bei Lebensmittelvergiftungen, Infektionen oder rheumatischen Beschwerden und außerdem als auswurfförderndes Mittel bei festsitzendem Husten.

Aus alten Kräuterbüchern

Schöpf zitiert **Lonicerus 1679**: Welcher Angelicam bey ihm hat / ist frey vor Zauberey / in der Speiß eingenommen. / Aber im Trank ist ihre Krafft die Gift außzutreiben. / Angelicam bey sich getragen / wird wider Zauberey / und sonst andere Teuffelsgespenst gerühmt.
Die Engelwurz ist die **Theriakwurzel** (theriakos = wilde, giftige Tiere betreffend) der alten Medizin, d.h. das Gegengift gegen die Bisse wilder Tiere und die Gifte ansteckender Krankheiten.
In Pestzeiten trank man den **„Vier-Räuber-Essig"** aus Engelwurz und stark aromatischen Kräutern und rieb sich damit ein. Der kaiserliche Leibarzt Pietro Andrea Mattioli (Matthiolus) empfahl den „Schnabeldoktoren", die zu den Pestkranken gingen, zum Schutz vor Ansteckung zusätzlich ein Stück Engelwurz in den Mund zu nehmen.
Auch beim Müllner-Peter (Abschnitt 37 und 41) finden sich Rezepte für einen **Pesttrank** (mit Zimt, Bibernell und Diptam destilliert), eine **Magenessenz** und den „besten Pest- und Reinigungs-Branntwein" aus vielen Kräutern und Wurzeln. Eine genauere Beschreibung folgt in 3.15 Wacholder.

In der Kur-Apotheke gibt es

Engelwurz als Wurzelstücke oder –pulver, Engelwurzhonig, Engelwurzwein, Tinktur und ätherisches Öl
Theriak-Kräutermischung und Theriak-Honig (Electuarium Theriaca oder Electarium theriacale)
Schwedenkräuter bzw. Schwedenbitter nach Maria Treben
Bitter-Mixtur und unser Apothekenbitter enthalten natürlich auch Engelwurz, ebenso unsere Magentropfen und unser Magen-Nerven-Tee.
Engelwurzbalsam nach Hebamme Stadelmann (aromatischer Nasenbalsam für Säuglinge)

Wertvolle Tipps für den Hausgebrauch

Wolf-Dieter Storl (Mit Pflanzen verbunden) beschreibt, wie bei den Teilnehmern eines Zeltlagers eine durch feuchtkaltes Wetter massenhaft aufgetretene **Darmgrippe** mit Aufgüssen der Engelwurz, die gerade an diesem Ort wuchs, geheilt wurde. Die unmittelbare Natur kann dem, der sich auf sie einstimmt, Heilung bieten.

Henschel (Essbare Wildbeeren und Wildpflanzen) beschreibt die Engelwurz nach seinen Erlebnissen einer Kanufahrt um die ganze Ostsee folgendermaßen:
Die Pflanze duftet sehr aromatisch nach Moschus und kann vollständig als **Nahrungsmittel** verwertet werden, also Wurzeln, Stängel, Blätter, Knospen und Früchte. Letztere verleihen dem schwedischen Fladenbrot ein typisches Aroma und können auch als Gewürz zu Fleisch verwendet werden. Die Wurzeln und der Stängel ohne die derbe Haut sind gezuckert und gekocht ein unvergleichliches Kompott (auch mit Rhabarber gemischt). Die Blätter können sogar als Spinat gekocht oder mit Obst eingekocht werden. Schon ein Esslöffel des gehackten Stängels oder der Blätter geben dem Essen das charakteristische Aroma, das man nie mehr vergisst. Eine wahre Delikatesse sind die noch nicht aufgegangenen, dicken Knospen, die roh, in Salzwasser gekocht, angebraten oder kandiert serviert werden. Die Samen enthalten ein Öl, das in alkoholischen Getränken Verwendung findet. Einen süffigen Likör erhält man, indem man etwa 40g der frischen Stängel in 1 Liter Schnaps, Rotwein oder Rentiermilch einlegt.
Generell hilft die Pflanze als Lebensmittel genutzt oder als Tee zubereitet als entgiftendes Heilkraut sowie als auswurffördernder Hustentee. Die getrocknete Hauptwurzel, eingelegt in Branntwein, stärkt die Leber und den Kreislauf. Dazu werden 40g der Wurzeln 8 Tage lang in 1 Liter Rotwein oder Branntwein angesetzt; ein kleines Glas vor jeder Mahlzeit.
Vorsicht! Der frische Saft der Pflanze kann Hautreizungen hervorrufen, insbesondere im Zusammenwirken mit Sonnenlicht (phototoxische Reaktion). Außerdem sollte man die Pflanze genau kennen, um sie nicht mit giftigen Doldenblütlern (Wasserschierling u.a.) zu verwechseln!

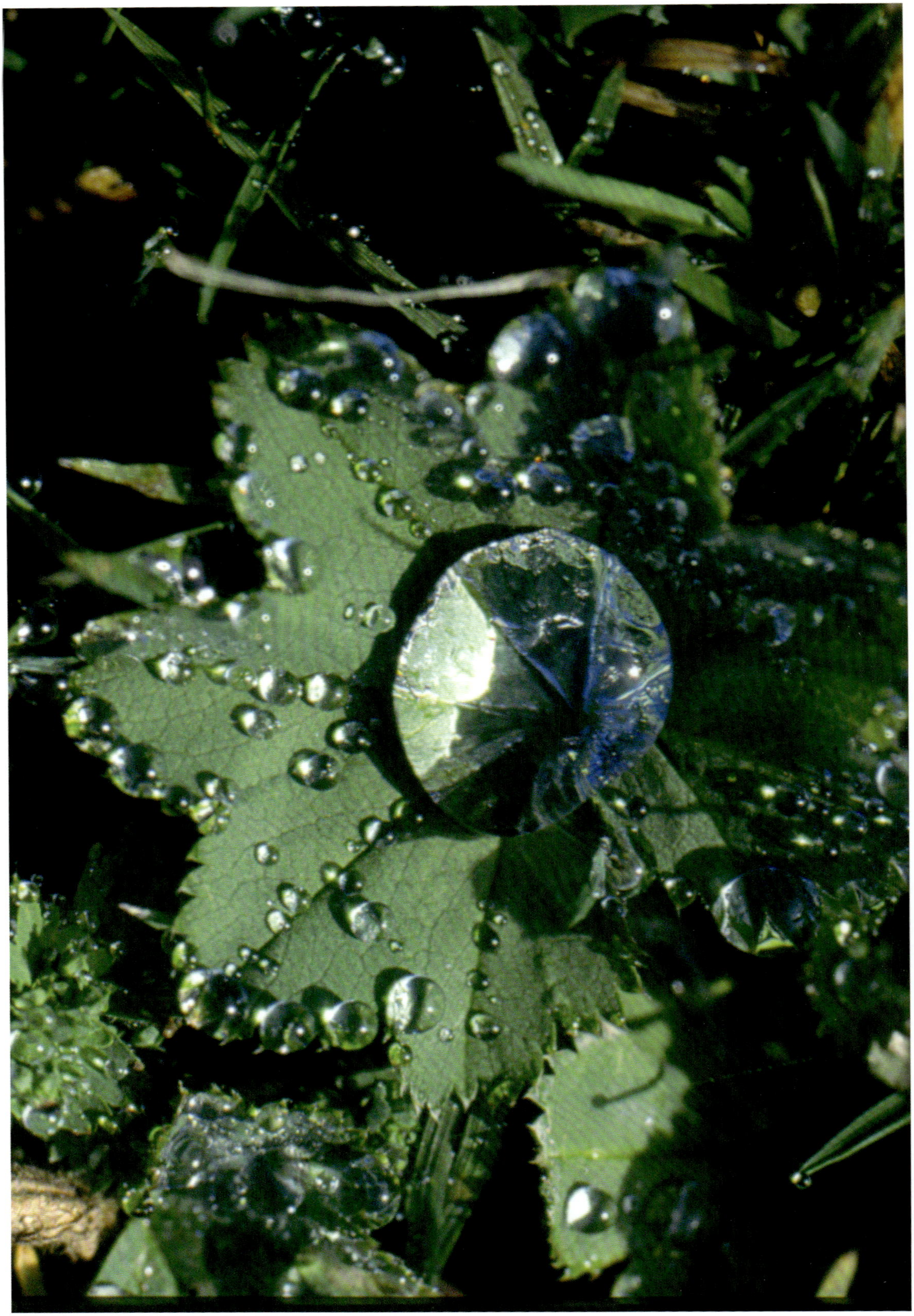

3.6 FRAUENMANTEL Fra'mante (Frauenmanterl, Manterlkraut)

Alchemilla vulgaris, Fam. Rosaceae (Rosengewächse)

Mittelalterlicher Name Sinau oder Sinnau (Sinntau, d.h. „Immertau"), auch heute noch manchmal Taubecherl oder Tauschüsserl genannt, weil immer ein Tautropfen in der Blattmitte zu finden ist.
Der Tautropfen, der halb von innen, aus der Ausschwitzung des Blattes, und halb von außen, vom Tau, stammt, faszinierte die Alchemisten; daher der Name „Alchemistenkraut" Alchemilla.
In der Volksmedizin gilt der Frauenmantel von jeher als **überaus wichtige Frauenpflanze**, doch die Schulmedizin tut sich schwer mit ihm. Sie hat im wesentlichen nur Gerbstoff in deutlich messbarer Menge gefunden und erkennt dessen Wirkung bei leichten unspezifischen Durchfallerkrankungen an. Tatsächlich ist jedoch das Wirkprofil des Frauenmantels sehr komplex und bis heute noch nicht recht erforscht, weil die verschiedenen Stoffgruppen nur in geringen Mengen vorkommen: Gerbstoff (blutstillend, zusammenziehend, reinigend) – Flavonoide (gefäßschützend) – Phytosterine (hormonregulierend) – Leucocyanidine (krampflösend) – ein wenig ätherisches Öl und Bitterstoffe. Offenbar kommt die Wirkung durch ein subtiles Zusammenspiel vieler Stoffe zustande, von denen keiner für sich allein eine deutlich messbare Wirkung hat (Madejski: Alchemilla).

Aus alten Büchern

Tabernaemontanus S.248ff. bringt viele interessante Rezepte, hier drei Kostproben:
„**Wider das Bluten der Wunden**: Nimm Sinnau, Sanickel, Heydnisch Wundkraut (Goldrute), der langen frischen Regenwürm, je 1 Handvoll. Zerschneid und seud sie in 1 Maß Regenwasser den halben Theil ein, darnach seihe es durch ein Tuch und drucke die Kräuter hart aus, die lege also warm über die Wunden wie ein Pflaster, und gib dem Verwundeten jedertweilen einen Trunck von dem gemeldeten Tranck, das stillet alle blutenden Wunden und heilet sie."
„**Ein köstlich Wund-salb**: Nimm Sinnaukraut, Sanickel, Wintergrün, jedes 4 Handvoll. Die Kräuter müssen alle grün sein, die muß man zerschneiden und klein stoßen, darnach in eine Pfanne thun, und 16 Untzen Baumö (ca. ½ Liter Olivenöl) drüber schütten, und über einem linden Kohlenfeuerlein sieden lassen, bis alle Säftigkeit in den Kräutern verzehrt sei, dann soll mans durchseihen, hart auspressen, und darinn zergehen lassen Pinienharz, Wachs, jedes 12 Loth (210g). Wann es nun überschlagen und kalt werden will, soll man nachfolgende Stücke rein gepulvert darzu thun, als Osterluzeiwurzel 2 Loth (35g), Spanischgrün 1 Loth (17,5g). Solches soll man wohl durcheinander rühren, bis es kalt wird, darnach zum Gebrauch verwahren."
„**Dies Kraut in Regenwasser gesotten**, oder aber in Löschwasser darinn die Schmiede das glühende Eisen ablöschen, gesotten, und mit demselbigen Wasser die heimlichen Örter der Weiber gewäschen, dringt es dieselbigen zusammen, als wann sie Jungfrauen wären" (ebenso für Auflagen auf hängende Brüste und „lange hangende Dütten")
Müllner-Peter (Abschn. 6): Wundtrank mit Sinau. Beifuß, Epheu, Wintergrün, Sanikel, Sinau, Heidnisch Wundkraut (Goldrute), Maßliebchen je 1 Handvoll, in 1½ Maß Wein und ½ Maß Wasser auf die Hälfte einkochen. „Dieser Wundtrank ist so trefflich, dass von vielen die für tot gehalten ..."

Ratschläge aus der Kur-Apotheke

Zubereitung des Frauenmantel-Tees: 2 TL pro Tasse überbrühen und ca. 15 Min. ziehen lassen, oder kurz aufkochen und 10 Min. ziehen lassen. Frauenmantel kann gut mit Schafgarbe u.a. Heilpflanzen kombiniert werden.
Anwendung der Urtinktur: 3xtgl. 20-40 Tropfen mit Wasser verdünnt einnehmen
Für Sitzbäder 2 EL voll mit warmem Wasser verdünnen.
Unsere Rezepturen mit dem Frauenmantel: Frauen-Haustee bei Menstruationsbeschwerden, Wechseljahrs- u.a. Frauentees nach Dr. Anja Engelsing, Stoffwechseltee nach HP Eicke Merz
Sitzbäder mit Frauenmantel, Schafgarbe und Taubnesselblüten (je 1 EL voll mit 1 Liter Wasser überbrühen und 10 Min. ziehen lassen) helfen bei Weißfluss (Fluor abus) (Zizmann 2009)

Aus der Volksmedizin

Der **Alpen-Frauenmantel oder Silbermantel** (Alchemilla alpina), der auf den Almwiesen wächst, wird für noch wertvoller angesehen und vom Volk oft bevorzugt gesammelt. Offenbar sind in ihm die Wirkstoffe konzentrierter. Man vermutet heute, dass er unter den Extrembedingungen im Gebirge mehr Flavonoide (Schutzstoffe) bildet (Madejski). In Tirol wurde der Silbermantel Nimm-mir-nix genannt und diente als Antizaubermittel gegen das Verhexen der Milch (Marzell).

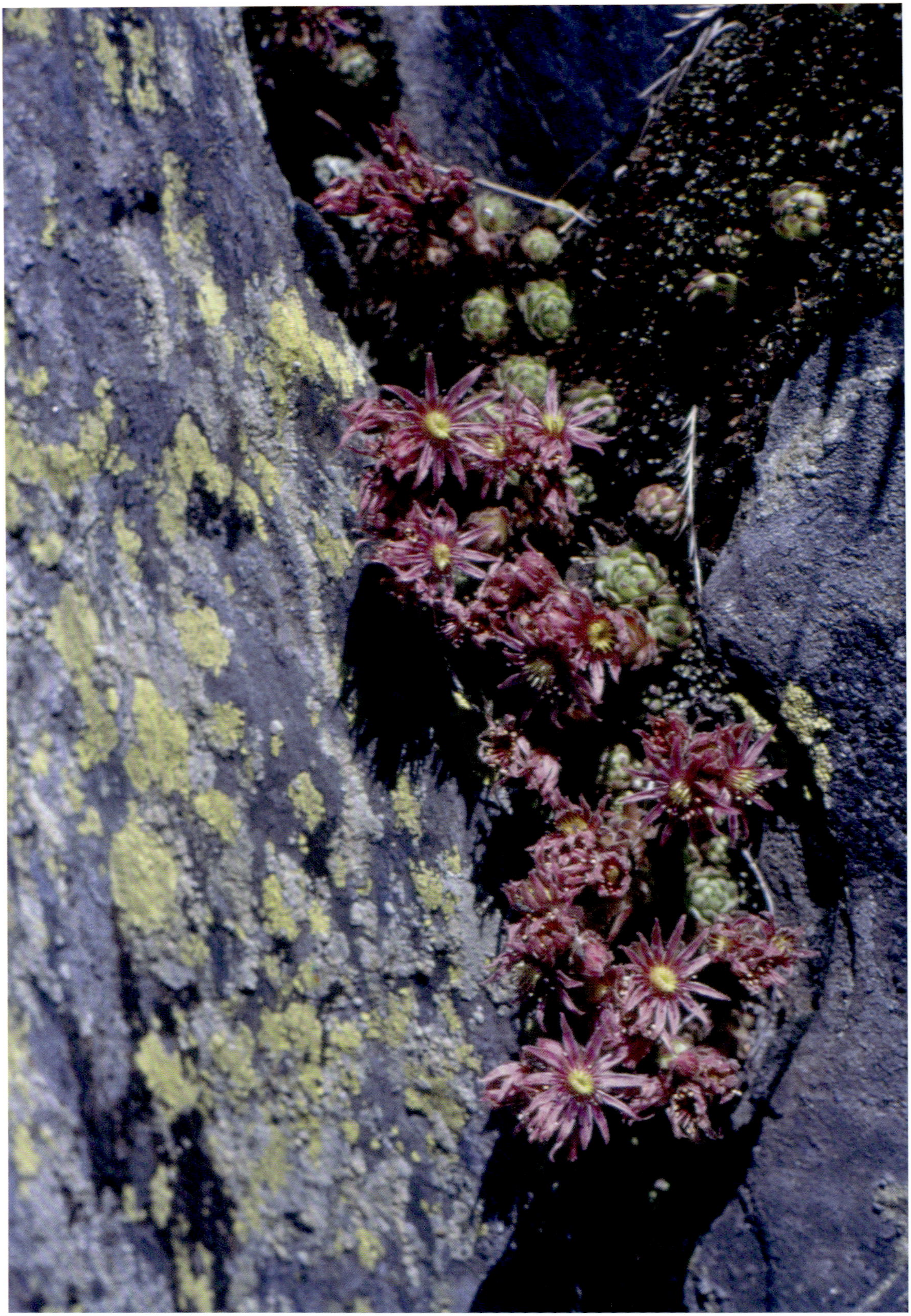

3.7 HAUSWURZ

Sempervivum tectorum, Fam. Crassulaceae (Dickblattgewächse)

Die Hauswurz ist eigentlich eine südeuropäische Felsenpflanze, doch schon Karl der Große hat die Anpflanzung auf den Dächern angeordnet. Sie steht in der freien Natur unter Schutz, kann aber leicht auf dem Dach, in Mauerritzen oder zwischen Steinen (Felsen, Steingarten, Trockenmauern, Trittplatten, Beetbegrenzungen) kultiviert und dort bei Bedarf geerntet werden. Es ist nützlich, den **frischen Saft der dickfleischigen Blätter** bei Bedarf immer in der Nähe zu haben.
Die Hauswurz ist in ihren Eigenschaften sozusagen die einheimische Aloe. Der Saft enthält Schleim, Gerbstoff, Harz und Äpfelsäure. Er wirkt **kühlend und reizlindernd, reinigend und zusammenziehend** und hilft sehr gut bei Verbrennungen und anderen Hautreizungen. Die Volksmedizin benützt ihn außerdem zum Mundspülen und Gurgeln, bei Augenentzündungen, Geschwüren, Hühneraugen, Insektenstichen.
Nach allgemeinem Volksglauben schützt dieser "**botanische Hausgeist auf dem Dach**" (Höfler 1908) überdies das Haus vor Blitzschlag (Donnerwurz).

Auch die verschiedenen **Sedum-Arten** (Mauerpfeffer, Fetthenne) gehören zu den Dickblattgewächsen und werden äußerlich wie die Hauswurz verwendet. Ihr Saft enthält aber scharfe Stoffe, die eine Einnahme in größerer Menge unmöglich machen.

Aus Kräuterbüchern

Müllner-Peter: Haus Wurzl Waser: Dis kiehlet sehr und ist gleich dem Maur Pfefer doch ist es vil kelter an ihm selbst.
Odilo Schreger (Kleine Hausapotheke 1776): Für das Kopfwehe ... zerknirsche die Hauswurzel, und leg sie über die Stirne, oder auf das Genick.
Losch zitiert aus altem Kräuterbuch: Der Saft löscht alle Hitze am Leib, Tüchlein darein genetzt und übergeschlagen (NB: geht sehr gut mit der Urtinktur).
Tabernaemontanus: Die groß Hauswurtz ist kalt im dritten Grad (also sehr stark kühlend) und wird zu allen hitzigen Gebrechen gebraucht. Tabernaemontanus mischt den Hauswurzsaft beispielsweise mit Rosenöl bei Kopfweh, macht mit Mehl ein Sälblein für gichtige Finger daraus oder mischt ihn mit Erdäpfelsaft, um Tücher zur Auflage auf Brandwunden darin zu tränken.
Madl, Benediktbeuern: Auch bei Gürtelrose schafft der Saft Linderung.
Kräuterpfarrer Künzle (Chrut und Uchrut): Ganz vorzüglich haben sich die Hauswurz und deren verwandte Sedum-Arten bewährt bei Greisenbrand. Wo die Ärzte das Glied für verloren halten und abhauen wollen, heilen fortgesetzte Auflagen von frischer Hauswurz oder Mauerpfeffer.

Lassel, Rosenheim (Kräutergold): Die meisten Landbewohner halten viel von der Hauswurz, nicht mit Unrecht, denn die Blätter und der daraus gewonnene Saft haben eine große Heilkraft.
Für Ohrentropfen presse man etwa sieben Hauswurzblätter aus und mische den Saft mit ebensoviel Mandelöl, dann träufle man von dieser Mischung in jedes Ohr etwa fünf Tropfen, darauf lassen die Schmerzen augenblicklich nach.

Die frischen Hauswurzblätter aufgelegt, wurden früher zum Vertreiben von Überbeinen benutzt. Auch gegen die verhassten Sommersprossen und jede Art Gesichtsflecken kann der Hauswurzsaft gebraucht werden. Zu diesem Zweck nimmt man einen Schnaps und mischt ihn mit dem vierten Teil Hauswurzsaft. Damit wird die Haut eingerieben, sie bekommt ein wunderschönes Aussehen und die verschiedenen Flecken werden entfernt.
Hat jemand ein Geschwür oder irgendwo am Körper eine Verletzung oder eine Wunde, die nicht heilen will, so nehme er frische Hauswurzblätter, entferne auf einer Seite die Haut von den Blättern und lege diese mit der nassen Seite auf die Wunde (NB: Wird auch für Hühneraugen empfohlen).

Rezepturen mit Hauswurz aus der Kur-Apotheke

Die Urtinktur (Sempervivum TM) vor allem zur äußerlichen Anwendung, kann aber auch in kleinen Mengen eingenommen werden, z.B. bei zu starker Menstruation und bei brennender Fieberhitze

Lotion „Nach der Sonne" mit Rose, Hamamelis und Hauswurz
Hauttonikum bei gereizter Haut, auch als Rasierwasser geeignet
weitere individuelle Zubereitungen auf Wunsch

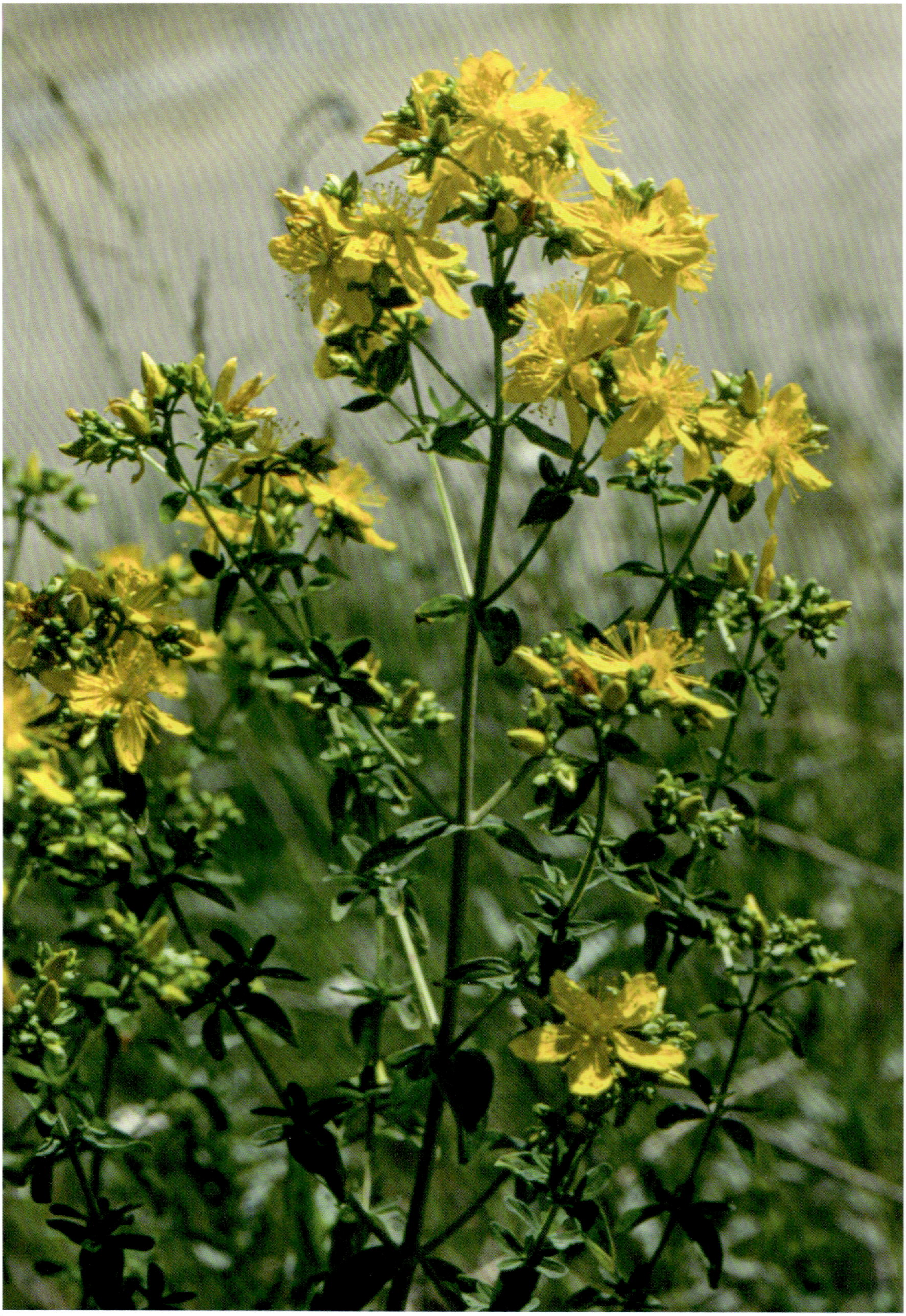

3.8 JOHANNISKRAUT Fra'graut, Hexngraut, Sonnwendkraut

Hypericum perforatum, Fam. Hypericaceae (Johanniskrautgewächse)

In alten Zeiten war das Johanniskraut vor allem als **magische Pflanze** bekannt, sowie als **Wundbehandlungsmittel**. Heute ist eine Vielzahl von Komponenten analysiert (Harz, Flavonoide, Gerbstoff u.a.; die Hauptwirkstoffe sind Hyperforin und Hypericin), deren Zusammenspiel die Wirkung auf Wunden verständlich macht (entzündungswidrig, durchblutungs- und wundheilungsfördernd).
Die Entdeckung der **nervlich ausgleichenden und stimmungsaufhellenden Substanzen** im Harz und ätherischen Öl ist noch sehr jung. Heute werden diese Wirkstoffe bevorzugt in isolierter Form, standardisiert auf den Gehalt an Hypericin, eingesetzt. Das kann jedoch Probleme nach sich ziehen, die man vor einer Einnahme kennen muss: erstens wird der Wirkstoff in die Haut eingelagert und macht sonnenlichtempfindlich, zweitens fördert er in der Leber den Abbau anderer Stoffe und kann deshalb manchen sehr niedrig dosierten Arzneistoffen die Wirkung nehmen, und drittens verträgt er sich nicht mit gleichzeitig eingenommenen synthetischen Antidepressiva.
Bei der niedrigdosierten Anwendung von Tee oder pflanzlicher Tinktur treten diese Probleme nicht auf, es ist aber auch keine so starke Wirkung zu erwarten.
In der Erfahrungsheilkunde hilft Hypericum TM auch gegen Reizblase und Bettnässen (Kneipp, Karl, Schilcher).

Die Kur-Apotheke hält bereit:
Einzel-Zubereitungen: Johanniskraut-Tee, Hypericum-Urtinktur und -Globuli, Johannisöl (Rotöl)
Zahlreiche Mischungen mit Johanniskraut: Schlaftee, Frühlingstee, Schwangerschaftstee, Wechseljahrstee, Nerventropfen, Verletzungstropfen und Aua-Perlen, Ayblinger Grünes Wundsälblein, Engelwurzbalsam und Damm-Massage-Öl nach Hebamme Stadelmann

Zimmerer, Kräutersegen (1896) über das Johanniskraut als magische Pflanze:
Wie sehr die finstern Mächte darum sich auch bemühten, nie konnten sie das Kraut für ihre Zwecke benützen; stets diente es allein dem Guten, zum Wohle und Besten des Menschen. Wo es wuchs, lag oder hing, da hatte der Teufel keine Macht und musste weichen; darum hieß man es auch Teufelsflucht, Fleuch- oder Jageteufel. Es wurde sogar behauptet, anstatt des Saftes fließe immer noch des heiligen Täufers Blut in seinen Gefäßen, da es beim Zerreiben die Finger rötet; und so bekam es den Namen St. Johannis-Blut. Ferner war es den Hexen ein Greuel, daher nannte man es **Hexenkraut**. Jetzt kennen wir es als „Hartheu", weil es kein gutes, sondern ein hartes Heu für unsere Haustiere ist.
Sollte das Johanniskraut besonders kräftig sein, so musste es am 24. Juni mittags um 12 Uhr, ohne rechts noch links zu schauen und ohne eine Silbe zu sprechen gepflückt werden. Wer das Kraut dann bei sich trug, der war gegen Kugeln, Hieb- und Stichwunden gefeit und errang die Liebe und Freundschaft derjenigen, welchen er gefallen wollte.

Aus dem Sachranger Rezeptbuch des Müllner-Peter
Wirkhung des H. Johannes Wurzl (Abschn. 2, Rez. 4):
„Wer diese wurzl bey sich hat oder in seinen haus, der kann nit bezaubet werden, es ist vor vich und leith der hexeren guett, wann das vich nit fresen will, diese wurzl ins waser gelegt, das gschott (Flachsbündel) oder fresen von vich darmit ange sprizt oder ein diechlein ein gedungt und das vich darmit ibers kreuz bis zum schwaif abwaschen, dann thues öffter kombts wider zur gsundtheit ..."
Das kostbarre Grien Öhl zu machen (Abschn. 3, Rez. 2)
Johanniskraut und verschiedene andere Kräuter werden am Hl. Johannes-Abend gepflückt und zunächst in Wein angesetzt. Der Wein wird dann wieder abgedampft, wenn mit Olivenöl, Terpentin und Weihrauch das Öl daraus bereitet wird. Zahllose innere und äußere Anwendungen sind beschrieben.
Ein guetten Wundt Palsamb zu allen Wundten (Abschn. 7, Rez. 18):
„Nimb ½ pfundt paumoel (Olivenöl), terpentin ½ pfundt, regen würmb auch sovill, rothen mangn golt (Roten Mangold), kamillen blueben, Sanct Johannes blueben, jeders 1 handtvol. Die regn würmb man golt und blueben in dem paumöel alein wolgesotten und durch ein tuech durch getruckht und in ein glas, entlich das terpentin darunter gemist und an die sonnen, darvor zur zeit der not in die wundten gethan heilet wunderlich."

Johanniskraut (in Wasser) hilft auch „wan ein ohrrazel in das ohr kombt wo der mensch darvon sterben mues" (aus Abschn. 12) sodass man den **Ohrenkriecher** dann mit einem Stecknadelkopf herausholen kann. Auch der Glaube an Johannisöl als Mittel gegen Ohrenkriecher und Spinnen im Ohr war im Volk weit verbreitet.

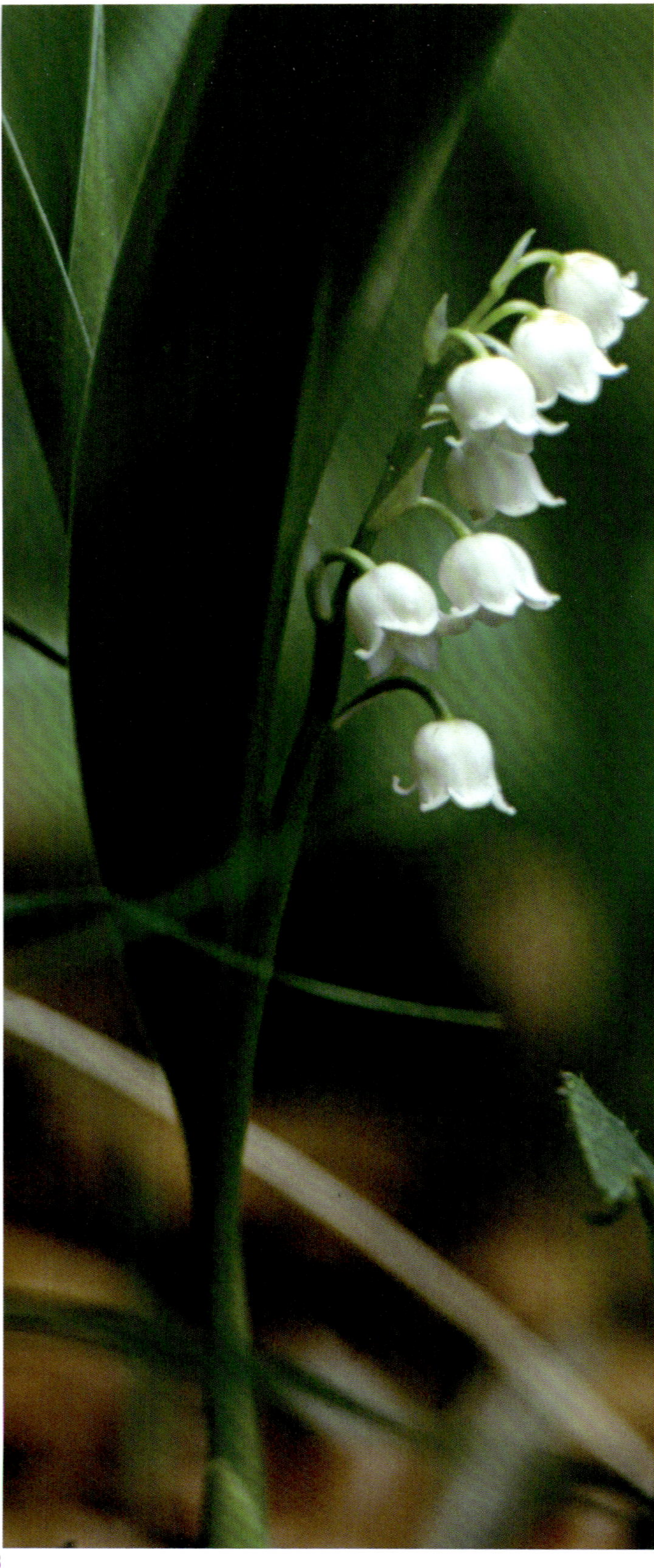

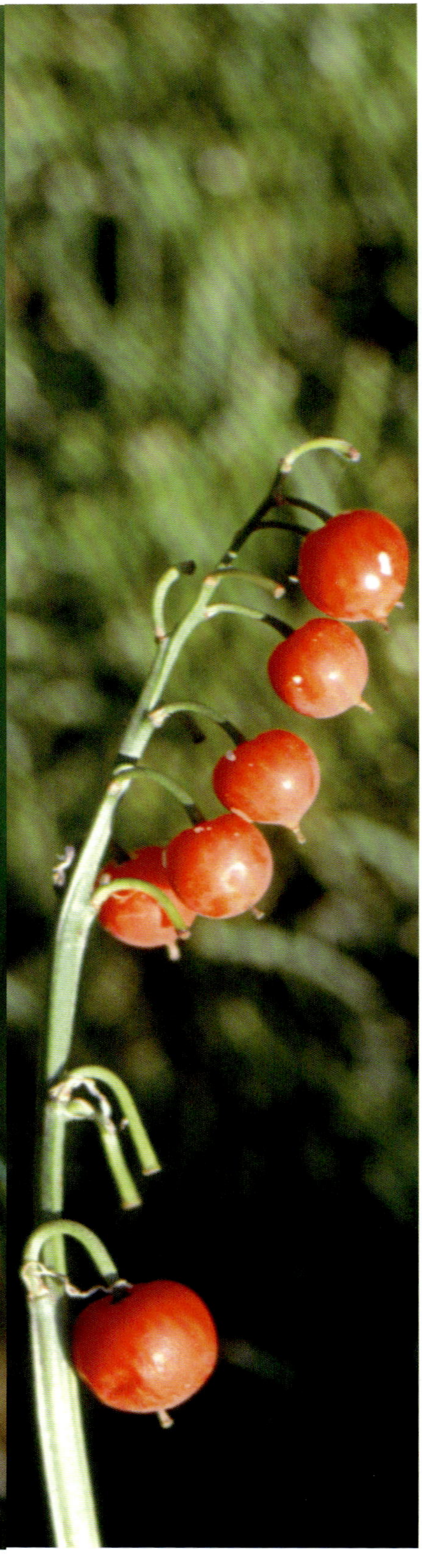

3.9 MAIGLÖCKCHEN — Maigleckä, riachads Maibleamä

Convallaria majalis, Fam. Liliaceae (Liliengewächse) -> mundartlich Filumfalum, Fillifalliblüh u.ä. Formen

Ein wichtiges Herzmittel, in Form der Urtinktur und der homöopathischen Potenzen rezeptfrei erhältlich und zur Selbstanwendung geeignet. Um sicher zu gehen, sollte man aber die Urtinktur nicht selbst ansetzen, sondern in der Apotheke kaufen und vorschriftsgemäß anwenden. Außerdem ist das Maiglöckchen in der freien Natur geschützt, und die frische Pflanze ist tödlich giftig.
Die in allen Organen des Maiglöckchens enthaltenen **Herzglycoside** werden im Darm nur zu etwa 10% resorbiert und rasch wieder über die Nieren ausgeschieden, können sich also nicht im Körper anreichern; deshalb ist die **Vergiftungsgefahr** gering, es sei denn, dass große Mengen der Blätter versehentlich statt Bärlauch gesammelt und auf einmal gegessen werden. Dann kommt es zu Brechdurchfällen, Herzrhythmusstörungen und im schlimmsten Fall zu Herzversagen.
Die **Verwechslung mit dem Bärlauch** sollte aber nicht passieren, denn erstens sammelt man den Bärlauch lange vor der Maiglöckchenzeit, zweitens sind die Maiglöckchenblätter geruchlos und bieten keinen Anreiz zum Verzehr (schmecken überdies scharf, bitter, widerlich), und drittens kommen sie stets zu zweien als „Stanitzl“ zusammengerollt aus dem Boden und nicht flach und einzeln wie die Bärlauchblätter.

Pflanzenheilkunde und Homöopathie setzen das Maiglöckchen **bei leichter Herzinsuffizienz und Altersherz** ein, oft zusammen mit dem Weißdorn.
Das homöopathische Wirkungsbild wird folgendermaßen beschrieben: Nervöse Herzbeschwerden; Gefühl als ob das Herz zu schlagen aufhört und plötzlich wieder einsetzt; Herzinsuffizienz mit Ödemen und Atemnot (üblich Convallaria TM bis D12, nach Hom. Repetitorium der DHU)

Zubereitungen aus der Kur-Apotheke

Convallaria TM (3xtgl. 10-20 Tropfen) ist rezeptfrei erhältlich, aber mit Vorsicht anzuwenden.

Herztropfen aus den Urtinkturen von Königin der Nacht (Cactus grandiflorus), Maiglöckchen, Adonisröschen und Meerzwiebel (2-3xtgl. 20-30 Tropfen direkt auf die Zunge oder in Wasser verdünnt einnehmen).

Achtung: Maiglöckchenhaltige Mittel dürfen nicht eingenommen werden bei gleichzeitiger Anwendung von Digitalis-haltigen Herzmitteln und bei Kalium-Mangel, der z.B. durch starke Entwässerungsmittel oder Missbrauch von Abführmitteln ausgelöst wird.

Aus der alten Volksmedizin

Getrocknete und gepulverte Maiglöckchenblüten waren früher in **Niespulvern und Schnupftabak** enthalten. Das Niesen sollte ja nach einer verbreiteten Anschauung „das Hirn reinigen“. Das Maiglöckchen genoss im 16. und 17. Jahrhundert großes Ansehen als Mittel „Herz und Hirn zu stärken“, geriet dann aber wieder in Vergessenheit, bis Ende des 19. Jahrhunderts die eigentliche Herzwirkung aufgeklärt wurde (Marzell, Geschichte und Volkskunde).
Weil die herabhängenden Blüten wie Tränentropfen aussehen, ergibt sich für den Volksglauben eine Beziehung zu den **Augen**. Man wendete seit alter Zeit Maiglöckchen-Absud (Maienblumenwasser) bei Augenentzündungen an (Marzell). „Der Saft aus den Blumen ist trefflich gut für die Augen, denn er macht sie klar und hell“ (Zitat bei Losch).
Maiglöckchen galten als **Schönheitsmittel** und Glückssymbol. Die vor Sonnenaufgang gepflückten und unter das Gesicht geriebenen Maiblumen sollten nach einer hin und wieder anzutreffenden Meinung auch Sommersprossen verhindern (Marzell).
Müllner-Peters Sachranger Rezeptbuch (Abschn. 3, Rezept 1): „Lilium Convällium oder **May Blaimbl Öhl** zu machen, so guett für die Grimmen (Bauchgrimmen, Koliken): Siedts woll im baumöhl (Olivenöl), bis die bluembl braun werdten, las ein weill khiellen (abkühlen), seichs durch und truckh das öhl aus dem gebresten (gepressten) blämmlein durch ein tuech, und brokh wider frische bliembleín in das gesottne öhl, so ist es just, die stingl (Stängel) mues man hin wekh thain, je älter das öhl wirdt je besser und krefftiger es ist."

Die Volksmedizin gebrauchte **Maiglöckchenblätter** zur Entwässerung und Blutreinigung, bei Schlaganfällen und Epilepsie (Pawlow) – nicht zur Nachahmung empfohlen!

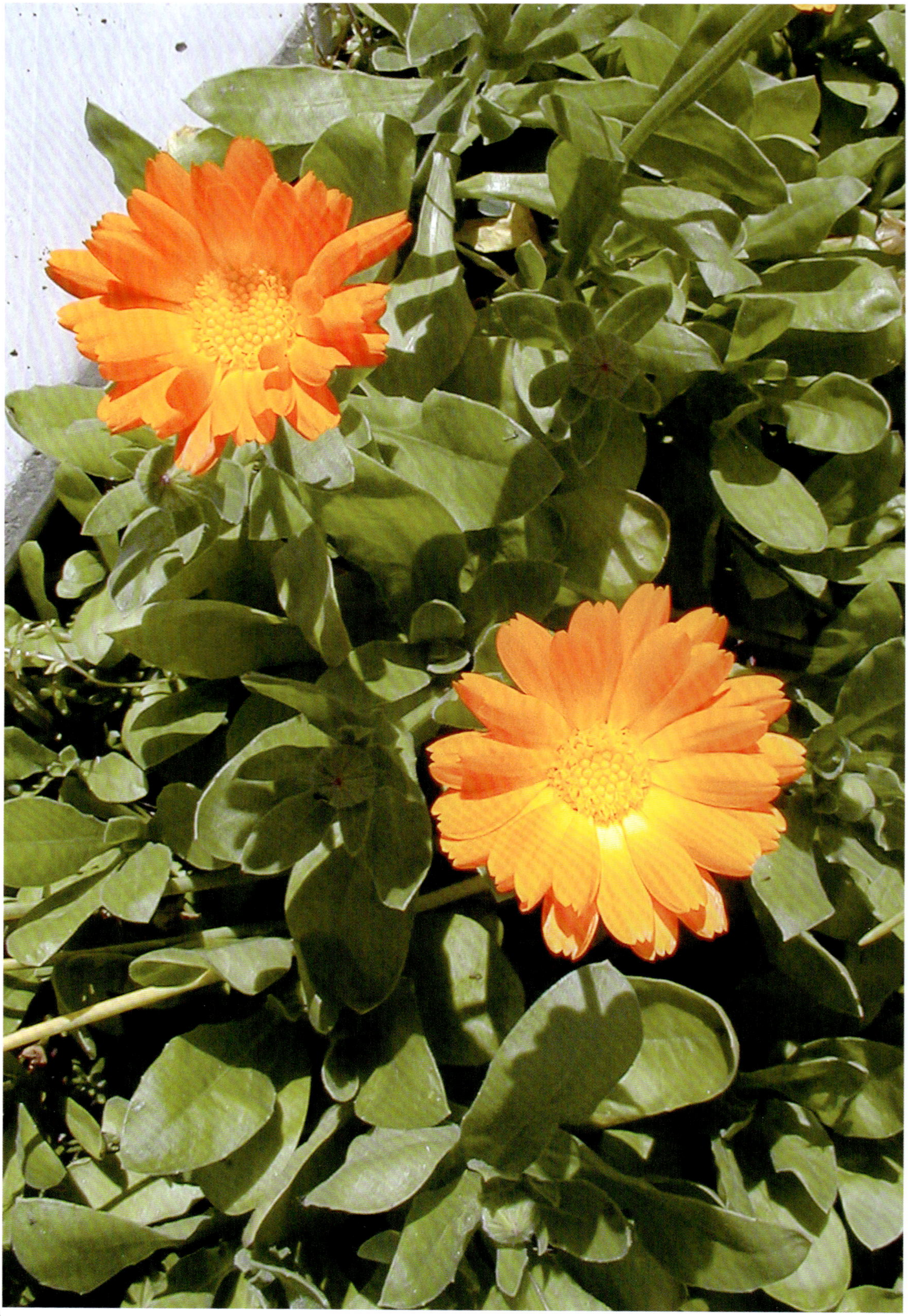

3.10 RINGELBLUME Ringlbleame (Ringelröserl, Ringele, Goldbleame)

Calendula officinalis, Fam. Asteraceae (Korbblütler)

Die Ringelblume ist eher aus den Bauerngärten als aus der großen Medizin bekannt. Ihr Name bezieht sich offensichtlich auf die charakteristischen geringelten Samen. In ihrer Wirkung steht sie der Arnika nahe und wird vor allem äußerlich zur **Wundheilung** gebraucht (hemmt Entzündungen und regt Gewebsneubildung an), kann aber auch als Tee getrunken werden (leicht krampflösend). Das Wirkungsspektrum ist komplex und noch nicht vollständig erforscht; man findet: **Carotinoide, Harz und ätherisches Öl, Flavonoide, Saponine, Schleim und Bitterstoffe.** Die Ringelblume führt auch bei Wunden mit sehr schlechter Heilungstendenz (alten Geschwüren, Decubitus, Ulcus cruris, Krebsgeschwüren) oft zu erstaunlicher Besserung (siehe Maria Treben, aber auch Dr. Zimmermann). Vorsicht! Ringelblume nicht anwenden bei Allergie gegen Korbblütler.

Die Kur-Apotheke empfiehlt

Ringelblumentee zum Trinken bei Periodenschmerzen oder Magenkrämpfen und als Wundtrank, sowie äußerlich zur Wundreinigung
Ringelblumentinktur (aus den getrockneten Blüten) oder noch besser Calendula-Urtinktur (aus den frischen oberirdischen Teilen zur Blütezeit) innerlich 3x20 Tropfen täglich, äußerlich für Bäder und Umschläge: 1 EL/Glas Wasser, für Mundspülungen 1 TL/Glas Wasser, für Augenbäder 20-30 Tropfen/Glas Wasser
Ringelblumen-Propolis-Salbe als vielseitig verwendbare Wund- und Heilsalbe

Volksmedizin und Tipps zum Selbermachen

Die Volksmedizin gebraucht meist die ganzen Blütenköpfchen, während in der Apotheke die abgezupften Zungenblüten üblich sind. Für die Wirkung macht das keinen großen Unterschied. Auch die wild wachsende Acker-Ringelblume Calendula arvensis kann verwendet werden. Die Blüten müssen bei schönem, sonnigem Wetter am späten Vormittag, wenn sie voll aufgeblüht und trocken sind, gesammelt und an einem luftigen schattigen Ort ohne Anwendung künstlicher Wärme möglichst rasch getrocknet werden.
Volksmedizinisch wurden **Ringelblumensalben** oft mit Ziegenbutter („Ringelrosenbutter") oder mit Schweineschmalz bereitet, heute zieht man die besser haltbaren synthetischen Grundlagen Wollwachsalkoholsalbe (Eucerin) oder Vaseline vor. Man schmilzt die Grundlage im Wasserbad, gibt möglichst viele Blüten in die Schmelze, erhitzt kurz, lässt abkühlen und bis zum nächsten Tag stehen. Dann wird die Salbenmasse wieder im Wasserbad geschmolzen, durch ein mit Mull ausgelegtes Sieb abgeseiht und in Töpfchen abgefüllt.
Will man eine rein natürliche Grundlage, nimmt man am besten **Pflanzenöl und Bienenwachs**, aber die Herstellung ist wesentlich aufwändiger:
1. Schritt: Zunächst muss man ein Ölmazerat herstellen, indem man die getrockneten Blüten, so viele wie möglich, in Olivenöl oder einem anderen Pflanzenöl nach Wunsch (z.B. Mandelöl) ansetzt und für 10-14 Tage stehen lässt. Die Blüten sollten vom Öl ganz bedeckt sein, um Schimmelbildung zu vermeiden. Dann wird abgeseiht und der Rückstand eventuell durch eine mit Mull ausgelegte Kartoffelpresse ausgepresst.
Wie schon erwähnt, nimmt die Volksmedizin lieber frische Pflanzen und stellt den Ansatz in Analogie zur Herstellung des Johannisöls an die Sonne, aber dabei ist die Gefahr von Schimmel und Verderb viel größer, und es bringt keine nachweisbaren Vorteile.
2. Schritt: Aus 3 Gewichtsteilen Ölmazerat und 1 Gewichtsteil Bienenwachs muss man die Salbe rühren. Das Bienenwachs wird bei 70°C im Wasserbad geschmolzen, das Ölmazerat wird vorsichtig im Wasserbad auf fast die gleiche Temperatur erwärmt, auf das Wachs gegossen und mit ihm verrührt. Die klare Schmelze wird aus dem Wasserbad genommen und ständig gerührt, bis sie erkaltet und fest geworden ist. Mit größeren Ansätzen geht das in der Küchenmaschine, kleine Ansätze rührt man mit der Hand und schabt dabei immer wieder mit einem Teigschaber die vorzeitig erstarrten Anteile ab und verrührt sie wieder gut, damit sich keine Klumpen bilden. Nach diesem Prinzip entstehen bei uns die Ayblinger Wundsalbe und die Ringelblumen-Propolis-Salbe.

Müllner-Peters Sachranger Rezeptbuch (Abschnitt 13) beschreibt ein **Augenwasser** aus blauen Kornblumen, Ritterspornblüten, Ringelblumen, Rosen, Mandeln, Feldmohn, Schöllkrautwurzel, Eisenkraut und Seerosen. Leider eignet sich so ein Wasser nach heutigen hygienischen Vorstellungen nicht mehr für die Vorratsherstellung, sondern müsste mit technischem Aufwand steril in Einzeldosenbehältnisse abgefüllt werden. Deshalb unsere Empfehlung: Insgesamt 20-30 Tropfen geeigneter homöopathischer Urtinkturen (Ringelblume, Augentrost, Fenchel, Weinraute o.a.) mit einer Ampulle steriler Kochsalzlösung mischen, sterile Kompressen damit tränken und für Augenbäder und -auflagen benutzen.

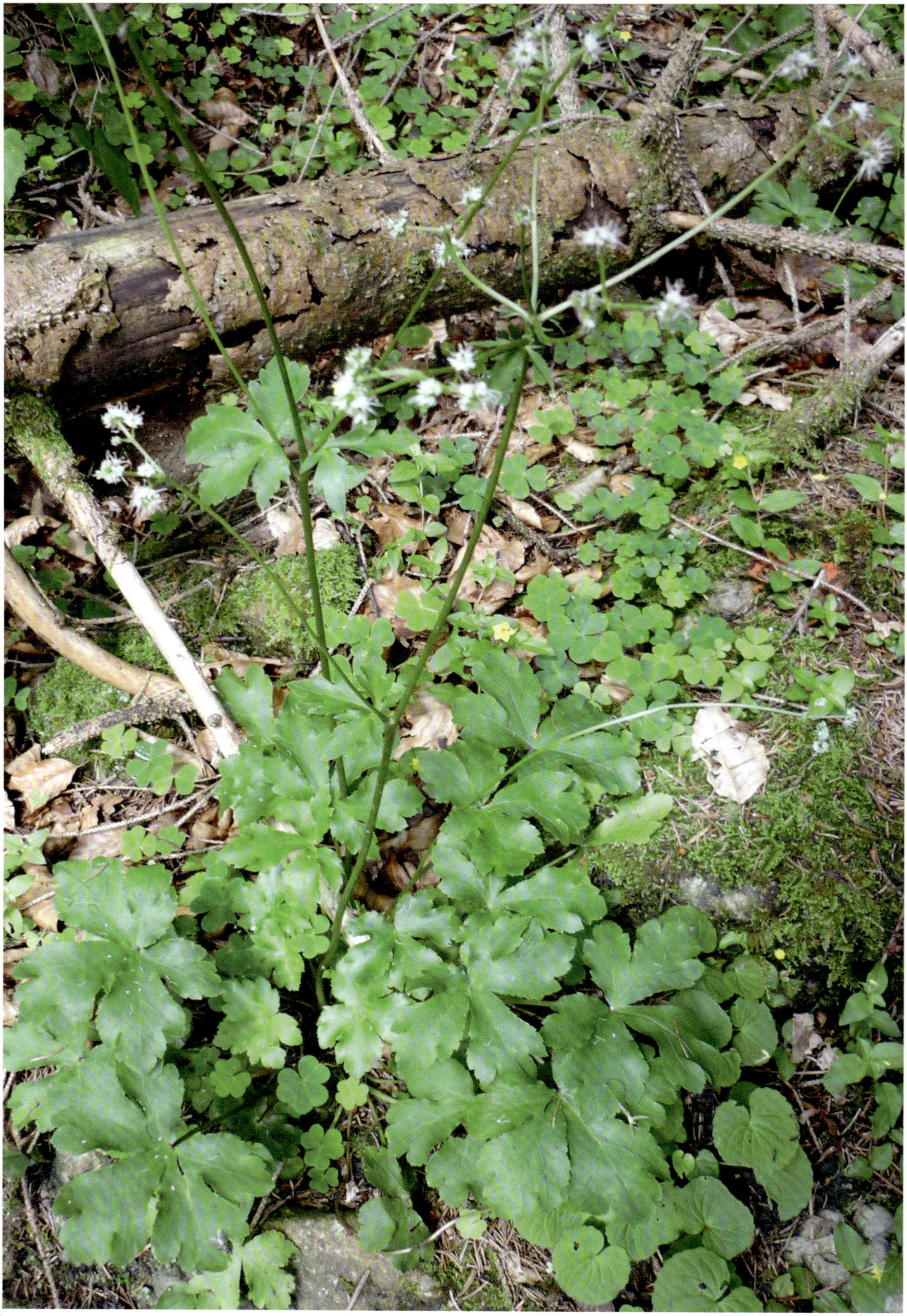

3.11 SANIKEL Fünfwundengraut, Fünfwundenbladl, Hoalbladl (Heilblatt)

Sanicula europaea, Fam. Apiaceae (Doldenblütler)

Diese unauffällige Pflanze unserer Bergwälder war schon immer eine wichtige **Wundarznei der bayrisch-alpenländischen Volksmedizin**, fand jedoch in der großen Medizin nie wirklich Anerkennung. Offenbar gibt es eine Menge Heilpflanzen mit ähnlichem Wirkstoffspektrum, und die Schulmedizin hat sich auf einige davon beschränkt. Die im Sanikel gefundenen Wirkstoffe, nämlich Saponine, Gerbstoffe, Bitterstoffe, ein wenig ätherisches Öl und im Kraut auch Allantoin (wie im Beinwell), weisen die Pflanze aber sehr wohl als Wundheilmittel und außerdem noch als **auswurfförderndes Hustenmittel** aus.
Der Name scheint vom lateinischen Begriff „sanicula" (kleine Heilerin) zu kommen, könnte sich aber auch auf die schartige Blattform beziehen („Scharnickel").
Vorsicht: Wer Sanikel selbst sammelt, muss sich vor Verwechslungen hüten und jedes Blatt umdrehen. Die ähnlich gefingerten, sehr giftigen Blätter verschiedener Hahnenfußgewächse (Hennapratzn, z.B. von Anemonen, Eisenhut) haben nämlich nie so eine charakteristisch glänzende Blattunterseite wie der Sanikel.

Die Kur-Apotheke bietet an

Das Ayblinger Grüne Wundsälblein mit Sanikel und vielen anderen Kräutern zur Wundheilung.
Durch Mischen von Sanikel-Urtinktur mit Weiß- oder Rotwein können wir einen Wundtrank herstellen.

Aus der Volksmedizin

Der Ethnobotaniker **Wolf-Dieter Storl** (Mit Pflanzen verbunden), der die Bräuche vom Allgäu bis zu den Schweizer Bergen sehr gut kennt, bezeichnet den „Saunigel" als das Allheilmittel des armen Landvolks, das sich keine Ärzte leisten konnte. Vor der Blüte wird die ganze Pflanze gesammelt, getrocknet und zu Pulver zerrieben.
Marzell (Geschichte und Volkskunde): Die wundheilende Kraft des Sanikels wurde für so groß gehalten, dass er selbst Fleischstücke im Topf wieder zusammenwachsen lasse. – Berüchtigte Raufhelden tragen die trockene Schanikelwurzel in der Westentasche bei sich, um die beim Raufen erhaltenen Kratzwunden unsichtbar vernarbend zu machen durch das Bestreichen mit der angefeuchteten Wurzel (**Höfler** 1888).
Kräuterpfarrer **Künzle**: Auflagen von frischem, zerstoßenem Sanikelkraut heilen alle Arten von Wunden und stillen die Blutungen. – Den Tee (gegen Brustverschleimung und innere Blutungen) bereitet man am einfachsten folgendermaßen: Im Sommer gräbt man das Sanikelkraut mitsamt der Wurzel aus, wäscht die ganze Pflanze gründlich und kocht sie mit Zugabe von Honig und Süßholz zum wirksamen Teetrank. Im Winter bereitet man sich den Tee mit Sanikelpulver, das nicht weniger heilkräftig ist als die grüne Pflanze.
In Bayern wird manchmal auch die Wurzel der Weißen oder Quirlblättrigen Zahnwurz (Cardamine enneaphyllos) als Wundbehandlungsmittel gebraucht und **Weißer Schanikel** genannt im Gegensatz zum echten Schwarzen Sanikel (Hollerbach).

Aus dem Sachranger Rezeptbuch des Müllner-Peter

Ein bewährter Wundtrank (aus Abschnitt 6):
Nimm die mittlere Rinde der Wallwurzl (Beinwell), Sanichl, braune Beton e, jeweils 1 gute Handvoll, Polei, Kamille, jeweils ½ Handvoll, dies sei in ½ Maß guten Wein und ½ Maß frischen Wasser gesotten, jedoch muß es wohl vermacht werden damit vom Sud kein Dampf davongeht, bis ungefähr ½ Maß Wein eingesotten, und zugedeckt gelassen bis von selbst sich kalt geworden. Hernach dem Verwundten morgens und abends jedes Mal ein Trinkglas voll geben. Es sollen auch die Wunden allzeit frisch mit diesem Trank ausgewaschen werden.
Ein vortrefflich Pflaster um alle Schäden zu kurieren, besonders frische (aus Abschnitt 10):
Nimm braune Betonie, Sanichl, Sinau (Frauenmantel), Wintergrün, Breit- oder Spitzwegerich, von jedem 1 Handvoll, grüne und dürre Osterluzeiwurzl, jedes ½ Handvoll, alles in ½ Pfund Butter und ¼ Pfund Baumöl (Olivenöl) wohl rösten, durchsieben und hernach dazunehmen: Hirschtalg, Terpentin je ¼ Pfund, Wachs ¾ Pfund, 2 Lot Alaun, Mastix und Weihrauch je 1½ Pfund. Schließlich vom Feuer nehmen und ½ Lot Kampfer hineinrühren. Schneid handbreite Tücher zurecht, man kann selbige durch die heiße Salbe ziehen und aufbehalten. Wann man sich in die Hand sticht oder schneidet, über die Schäden gelegt heilts in gar kurzer Zeit, auch wann ein Bein (Knochen) zerschmettert früh morgens und nachts überlegen, aber nur so groß wie die Verletzung ist.
NB: 1 Lot = ca. 17,5g (regional unterschiedlich).
Gegen Halsweh und Mundfäule, heilt auch die Franzosen (Syphilis) (aus Abschn. 16):
Erstlich nehmt 5 Salve-Blätter, um 1 Kreuzer Alaun, eine Handvoll Rosen, 5 Blattl Heilkraut (Sanikel), 5 Eichenlaub, 4 Städl Gamillen, 2 Städl Wohlmuet (Dost) und gieß ein Maß Löschwasser aus der Schnitt (Getreideernte) daran und laß 1-2 Fingerbreit einsieden. Darnach tue Rosenhonig darein, laß wieder ein klein Sieden tun und brauchs den Tag oft zum Gurgeln.

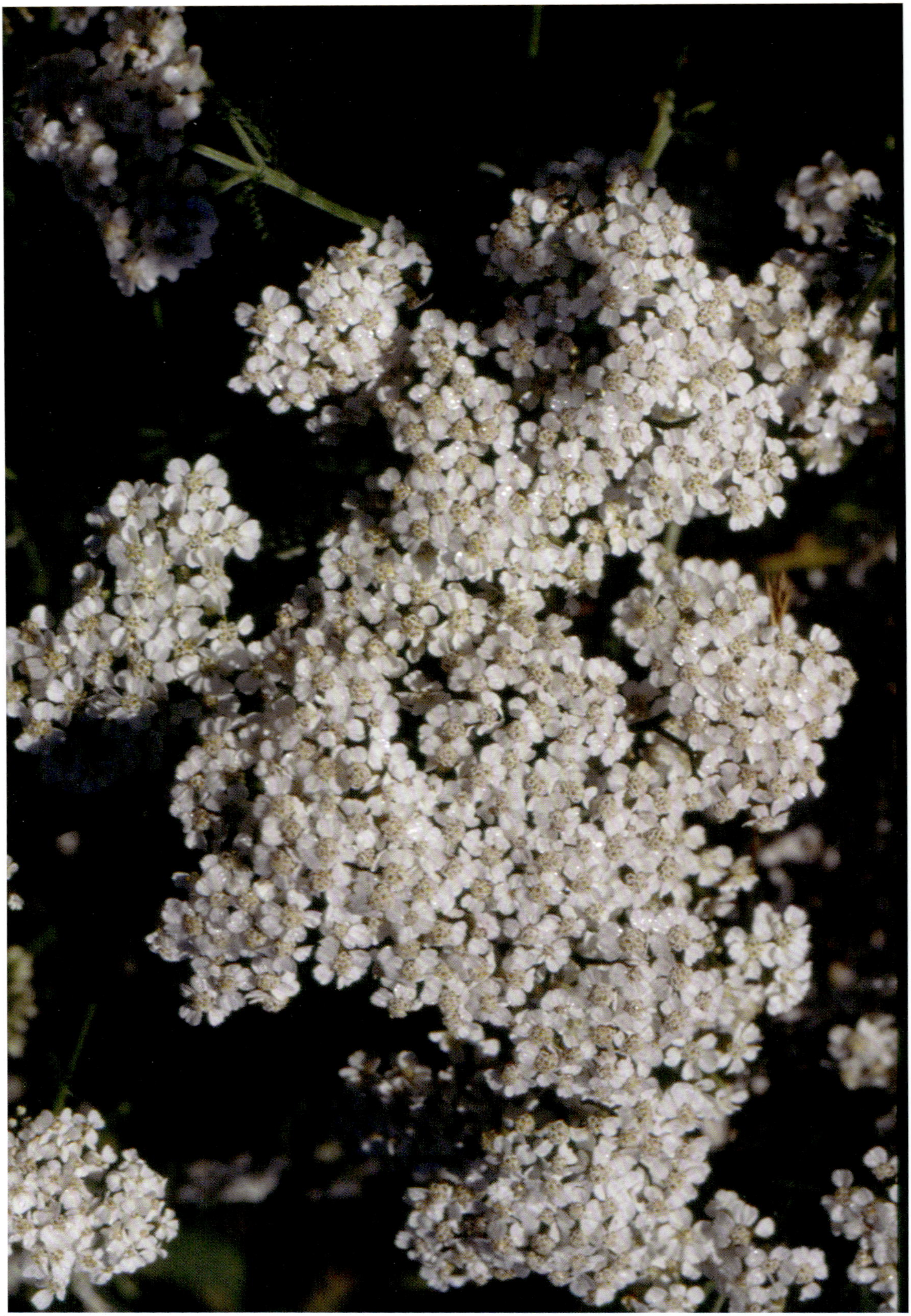

3.12 SCHAFGARBE

Impngraut, Grillngräutl

Achillea millefolium, Fam. Asteraceae (Korbblütler)

Die Schafgarbe hat bei uns viele volkstümliche Namen: Impngraut, weil sie gern von den Bienen (Impen) besucht wird, Grillngräutl, weil sie auf trocknen Wiesen blüht, wo im Sommer die Grillen zirpen, Mausloaterl, weil die zarten Fiederblättchen wie kleine Leitern ausschauen, auf denen die Mäuse klettern könnten, und Bauchwehkraut wegen ihrer bekanntesten Eigenschaft.
Schafgarbe enthält ätherisches Öl mit Chamazulen (bekannt von der Kamille), Bitterstoffe, Flavonoide und Gerbstoffe. Sie ist also ein **aromatisches Bittermittel** mit einem breiten Anwendungsspektrum für Bauch und Unterleib (entzündungswidrig, antiseptisch, entkrampfend) und wird sowohl innerlich als auch äußerlich (genau wie die Kamille) für Sitzbäder und Wundsalben angewendet.

Auch **Hildegard von Bingen** empfahl gepulverte Schafgarbe zur „inneren Wundbehandlung" kombiniert mit Schafgarben-Wundauflagen. Ein Rezept aus Schiller, Hildegard-Apotheke: zur Operationsvorbereitung 2-3xtgl. eine Messerspitze voll in einem Likörglas warmem Wein, am besten Petersilien-Honig-Wein; nach der Operation zunächst in warmem Wasser, dann wieder in Wein bis zur völligen Genesung.

Die Kur-Apotheke hält verschiedene Schafgarbenzubereitungen bereit

Schafgarbe als Tee (überbrühen und 10 Min. ziehen lassen), Pulver zum Würzen (auf die Suppe streuen), Urtinktur (3xtgl. 20-30 Tr.) und ätherisches Öl für Wundbäder
Teemischungen mit Schafgarbe: Frauen-Haustee, Magentee, Magen-Nerven-Tee, Schwangerschaftstee
Blutstillende Tinktur aus Hirtentäschel und Schafgarbe
Reizdarm-Tropfen
Ayblinger Grünes Wundsälblein
Wundheilungsbad nach Hebamme Stadelmann

Aus Küche und Volksmedizin

Frische junge Blättchen können in Verbindung mit anderen Kräutern auch als würzende und verdauungsfördernde Zutat in Salaten, Topfen (Quark), Kräuterbutter, Suppen und Saucen gebraucht werden (Hollerbach).
Max Höfler (Bad Tölz 1888) kennt die Schafgarbe als krampflösenden Tee, aber auch als Abtreibungsmittel; sie regt Menstruation und Milchfluss an und gibt, mit Schmalz angerührt, eine bei Frauenkoliken angewandte grüne Salbe. Neben der gewöhnlichen gibt es mehrere im Gebirge wachsende Schafgarbenarten, die von den Sennern damals bei Tierkrankheiten bevorzugt wurden, z.B. Achillea moschata, das Wildfräuleinskraut (ist auch im Schweizer Tee).
Der **Müllner-Peter von Sachrang** machte „ein sehr kostbahre Salmb" (in Abschnitt 10) gegen Hühneraugen und allerlei Schäden aus: alter Wagenschmiere, Butter, Hirschtalg, Tannenpech, grünen und schwarzen Krowitten (unreifen und reifen Wacholderbeeren), Hundszunge (Cynoglossum, ein Rauhblattgewächs), Schafrippchen (Schafgarbe) und für 2 Kreuzer Grünspan (Aerugo, basisches Kupferacetat, wirkt austrocknend und zusammenziehend).
Außerdem ein Bad gegen Nierengries (in Abschn.23): „Nimb schafmuetterl, wermueth, papln (Käsepappel, Malve), wolgemuet (Dost) aines so vill des andern und siedt das in waser und sez ein pis an nabel" (setz dich hinein bis an den Nabel).
Der Schweizer **Kräuterpfarrer Künzle** rät, eine der alpinen Schafgarben mit 30-40% Alkohol anzusetzen und 8 Tage an die Sonne zu stellen. Nach dem Abgießen und Filtrieren mit genügend Zucker süßen und von diesem Likör früh und abends je 1 EL mit Wasser verdünnt einnehmen. Er zitiert auch das Sprichwort: „Schafgarb im Leib, tut gut jedem Weib".
Die Kräuterfrau **Eva Aschenbrenner** empfiehlt eine Schafgarbensalbe mit Schweineschmalz bei Hämorrhoiden, eventuell kombiniert mit Ringelblumen und Himbeerblättern zur Dreifach-Salbe als vielseitige Wund- und Heilsalbe. Die Herstellung ist einfach: Man schmilzt das Schweinefett im Wasserbad, gibt die frischen Kräuter in die Schmelze, rührt um, lässt 5 Minuten köcheln und nach dem Abkühlen noch 3-4 Tage stehen. Dann wieder im Wasserbad schmelzen, abseihen, durch ein Tuch auspressen, in Töpfchen abfüllen und im Kühlschrank aufbewahren. Salben mit reinem Schweineschmalz dürfen auch innerlich angewendet werden (als „Schmalzbrot") bei Entzündungen im Hals oder im Magen. Frau Aschenbrenner schreibt sehr richtig, man soll die Schafgarbe nie pflücken, sondern immer schneiden, sonst reißt man die Wurzeln mit heraus. Dann hängt man die Sträuße zum Trocknen auf, rebelt Blüten und Blätter zum Gebrauch ab und hebt die Stiele zum Baden auf.

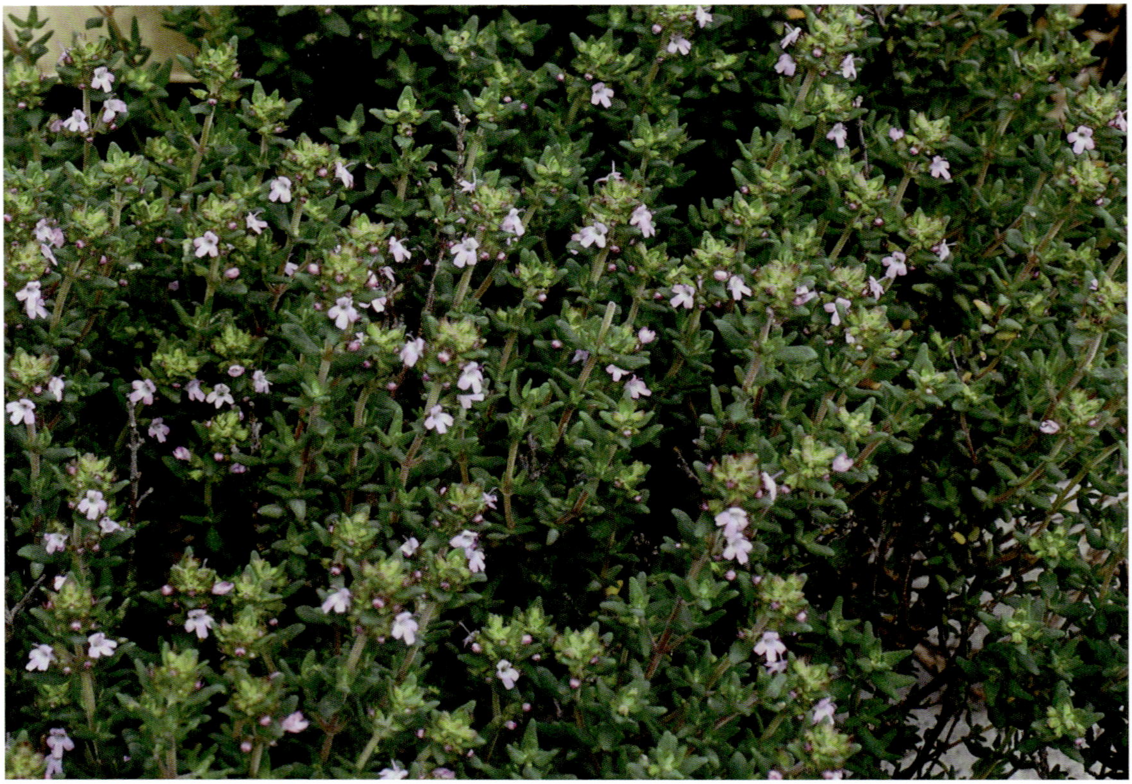

Gartenthymian, Boazkräutl

Feldthymian, Kranzlgraut

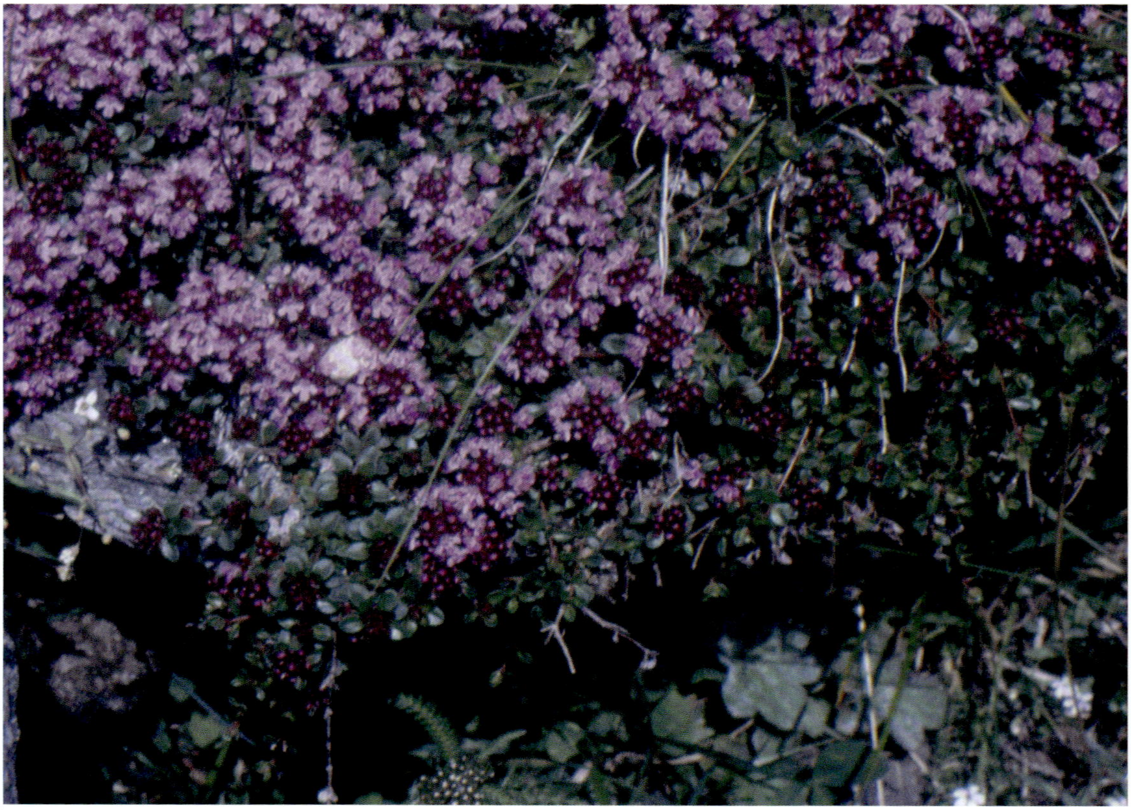

3.13 THYMIAN

Thymian, Kranzlgraut, Boazkräutl

Thymus vulgaris, Fam. Lamiaceae (Lippenblütler) und
einheimische Thymian- bzw. Quendel-Arten v.a. Thymus pulegioides

Der mediterrane echte **Arznei-Thymian** wird bei uns seit alter Zeit in den Gärten angebaut (Garten-Thymian). Wild kommen bei uns nur die kriechenden Thymianarten vor, die unter dem Begriff **Quendel** zusammengefasst werden, und zwar in ganz Bayern vor allem der Feld-Thymian (Kranzlgraut) Thymus pulegioides und im Gebirge zusätzlich der Steinquendel (Blauer Bergthymian) Thymus acinos = Acinos alpinus, in sandigen Gegenden Deutschlands dagegen der Sand-Thymian Thymus serpyllum. Auch der mit dem Thymian verwandte **Dost** Origanum vulgare (alter Name Wohlgemut) ist bei uns heimisch und wurde in der Volksmedizin viel häufiger verwendet als der Thymian selbst.
Der mediterrane Thymian ist jedoch am intensivsten und sollte deshalb für Heilzwecke bevorzugt werden. Thymian enthält vor allem ätherisches Öl, das etwa zur Hälfte aus **Thymol** besteht, dem stärksten bekannten pflanzlichen Desinfektionsmittel. Das ätherische Öl bestimmt die Wirkung – antibakteriell, entkrampfend (v.a. auf die Bronchialmuskulatur), schleimlösend und auswurffördernd – und macht den Thymian zur **Pflanze der ersten Wahl bei allen Atemwegserkrankungen.**
Nebenbei ist Thymian noch ein **verdauungsförderndes Küchengewürz** und hilft durch seine antiseptische Eigenschaft, eingelegtes Fleisch besser haltbar zu machen. Das war früher wichtig, als es noch keinen Kühlschrank gab. Vom Beizen des Fleisches kommt der Name Boazkräutl, den sich der Thymian mit Bohnenkraut und ähnlichen Lippenblütlern teilt.

Aus der Volkskunde

Von alters her hat der Quendel einen Bezug zu Frauenleiden und zur Geburtserleichterung (Namen wie Marienbettstroh und in slawischen Sprachen „Mutterseelchen“ deuten darauf hin), und es gibt verschiedene Bräuche auf dem Bauernhof mit dem Kraut beim Kalben und beim Brüten der Hühner und Gänse.
Das **Kranzlkraut** oder Kronlkraut wurde bei den Fronleichnamsprozessionen als Antlaß-Kränzchen oder -krönlein getragen, bei der Kirche geweiht und anschließend in die Häuser und Ställe gebracht, damit die Hexen ihr böses Werk nicht ausführen können. Als stark aromatische Pflanze war der Quendel offenbar immer ein **dämonenwidriges Mittel (genau wie auch der Dost)**, und es gibt Sagen und Geschichten darüber wie der Quendel die Bauernmädchen vor dem Teufel bewahrte (Marzell: Geschichte und Volkskunde).
Natürlich half die Pflanze in Form von Waschungen und Räucherungen auch gegen das real fassbare Böse in Haus und Stall (**Ungeziefer, Krankheitskeime**). Auch ein Kräuterkissen konnte Schutz bieten.
Kräuterpfarrer Künzle (Chrut und Uchrut) schrieb: Bienen und Hummeln kennen ihn, Wanzen und Ungeziefer fliehen ihn (der Thymian ist ja auch als guter Honiglieferant bekannt). - Schwächliche Kinder werden gestärkt durch Thymian-Bäder (aus einem starken Aufguss von 100g Kraut oder einfacher mit ätherischem Öl zu bereiten).
Aus dem **ätherischen Öl** oder dem reinen Wirkstoff Thymol (2%) bereitet man einen Spiritus, der zur Wunddesinfektion und zum Einreiben bei Altersjucken gebraucht wird (Pawlow).
Seit Hildegard von Bingen gilt Quendel als wichtiges Gewürz bei allen Hautproblemen (Hertzka, Schiller).

Bewährte Rezeptur-Mischungen mit Thymian aus der Kur-Apotheke

Bronchitis-Tee, Erkältungstee
Dampfbad-Kräutermischung zum Inhalieren

Thymian-Hustensaft
Thymian-Hustensaft mit Schlüsselblume als Löser bei festsitzendem Husten
Thymian-Hustensaft mit Eibisch bei trockenem Reizhusten oder
Thymian-Hustentropfen, Reizhusten-Tropfen mit Sonnentau und Spitzwegerich

Brustbalsam, Wertvolle Öle und Erkältungsbad
Engelwurz-Balsam und Thymian-Myrte-Balsam nach Hebamme Stadelmann für Säuglinge

Mund-Rachen-Tropfen

Gewürzmischungen mit Thymian: Herbes de Provence, Italienische Kräuter, Philadelphia-Grillgewürz

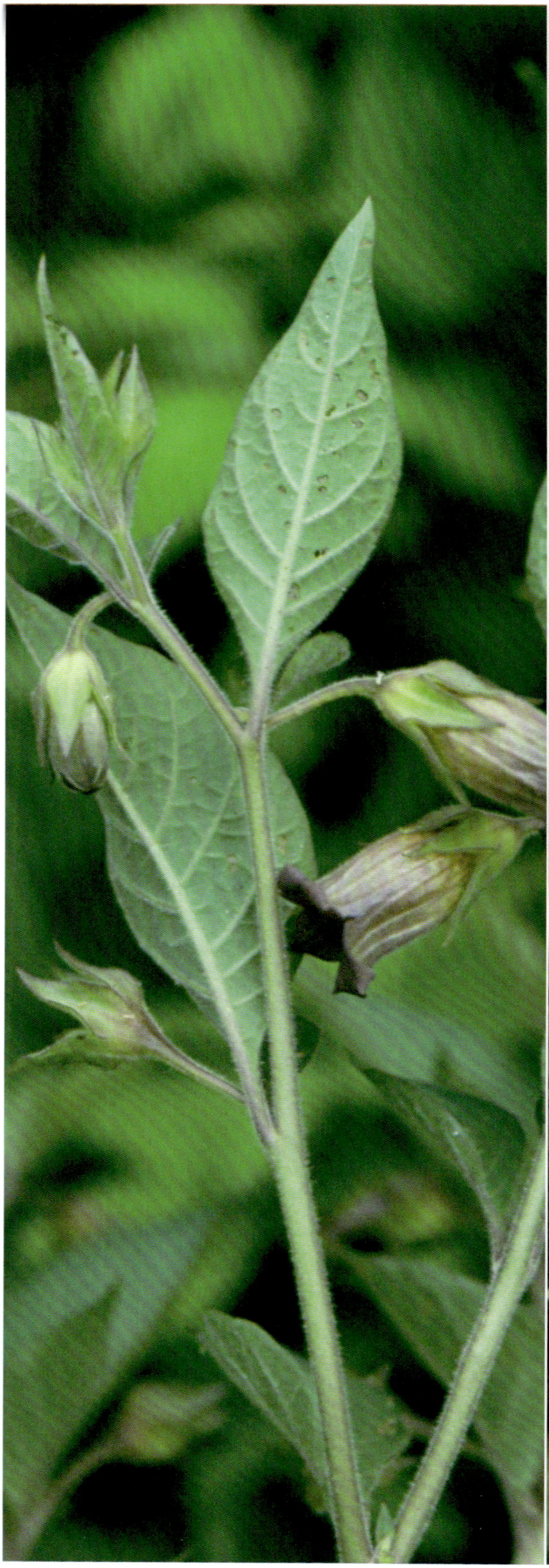

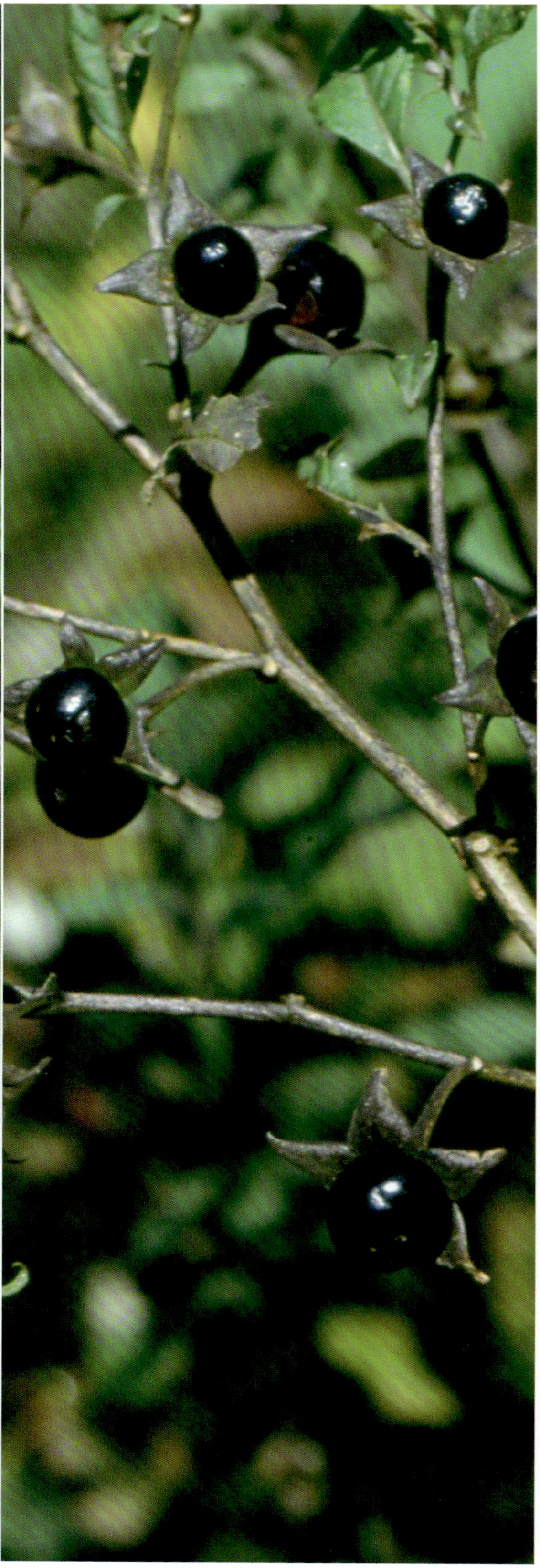

3.14 TOLLKIRSCHE

Wolfskerschn

Atropa belladonna, Fam. Solanaceae (Nachtschattengewächse)

Die Gefährlichkeit der Tollkirschen ist glücklicherweise Erwachsenen und Kindern so bekannt wie sonst wohl kaum bei einer anderen Pflanze. Schon 10 Beeren (Wolfskerschn), die ja eigentlich recht verlockend ausschauen, sind für Erwachsene tödlich, für Kinder sogar schon 3-4 Beeren. Mit Blättern kommt es zu Vergiftungen ab 0,3 g – die Giftaufnahme ist auch durch die Haut möglich. Alle Pflanzenteile enthalten vor allem das **Nervengift Hyoscyamin** (14mg tödlich), ein Alkaloid, das sich bei der Verarbeitung rasch zu **Atropin** umlagert (100mg tödlich) und die Rezeptoren des parasympathischen Nervensystems blockiert.
Die **Vergiftung** fängt an mit trocknem Mund, Kratzen in der Kehle, quälendem Durst. Innerhalb einer Viertelstunde beginnen dann Unruhe und Erregung (insbesondere auch erotischer Art), Rededrang, Euphorie, Lach- und Weinkrämpfe, Tanzlust, Ideenflucht, Irrereden, Schreien, Halluzinationen mit völliger Verkennung der Umgebung, Tobsucht, Zuckungen und Krämpfen.
Später folgen Schwindel, Übelkeit, Beschleunigung von Herzschlag und Atmung, Blutdrucksteigerung, Pupillenerweiterung und Sehstörungen, Sprachstörungen, scharlachrote trocken-heiße Haut, stark erhöhte Körpertemperatur, Durst bei gleichzeitigem Unvermögen zu trinken wegen der Schluckstörungen.
Schließlich kommt es zur allmählichen Erschöpfung und einem narkoseähnlichen Schlafzustand, Temperaturabfall und Blauverfärbung der Haut (wegen fortschreitender Atemnot). Entweder tritt im Lauf der folgenden Stunden oder Tage langsam Erholung ein oder es kommt zum Tod im Koma durch Atemlähmung.
Erste Hilfe: Mit Salzwasser Erbrechen auslösen, dann 50 Kohletabletten, um das verbliebene Gift zu binden, und 2 EL Glaubersalz zum Abführen. Kalte Umschläge auf den Kopf. Sofort zum Arzt oder in die Klinik!

Im Mittelalter war die Tollkirsche wohl der wichtigste Bestandteile der **„Flugsalben der Hexen"**, zusammen mit verschiedenen anderen Giftpflanzen (z.B. Eisenhut, Schierling, Bilsenkraut), Ruß, Fledermausblut, menschlichem oder tierischem Fett und anderen seltsamen und widerlichen Zutaten. Diese Salben erzeugten Wahnvorstellungen, etwa wie auf Besen durch die Luft zu reiten und die Geliebte des Teufels zu sein.

Volkskundliches

Für das Volk hatte die Tollkirsche immer etwas Teuflisches an sich und wurde deshalb in unserer Volksmedizin gemieden. Marzell (Geschichte und Volkskunde) schreibt: „ In Südosteuropa dagegen steht die Tollkirsche in hohem abergläubischen Ansehen und wird als **Zaubermittel** häufig gebraucht. Unschuldiger ist es, wenn die bleichsüchtigen slowakischen Mädchen die Wangen mit Tollkirschensaft färben."

Verwendung der Tollkirsche (Belladonna) in der Kur-Apotheke

Im Homöopathiegarten der Kur-Apotheke ist auch eine Tollkirschenpflanze zu sehen. Wir halten es für besser, auf die Gefahren hinzuweisen und sie nicht einfach aus dem Weg zu räumen. Wenn die Eltern ihren Kindern die Tollkirschen zeigen und erklären, kommt es hoffentlich zu weniger Vergiftungen draußen im Wald, wo bei uns ja sehr viele Tollkirschen wachsen.
Außerdem ist die Tollkirsche ein Paradebeispiel dafür, wie nahe in der Natur Fluch und Segen beieinander liegen. Schon Paracelsus hat den Satz geprägt: „Alle Ding' sind Gift und nichts ohn' Gift; allein die Dosis macht, dass ein Ding kein Gift ist." So kann durch entsprechende Verdünnung oder homöopathische Potenzierung **die Giftwirkung in ihr Gegenteil verkehrt** werden.
Die Homöopathie verwendet die frische, gegen Ende der Blütezeit gesammelte Ganzpflanze Belladonna ab D4 bei fieberhaften Entzündungen, deren Erscheinungsbild möglichst weitgehend dem obigen Vergiftungsbild ähnelt, gemäß der schon beim Eisenhut erwähnten Regel „Similia similibus curentur". Leitsymptome sind: hochroter Kopf und kalte Füße, dampfende Hitze, trockene brennende Schleimhäute, Erregung und Krämpfe.
Allgemein bekannt ist der Einsatz von Belladonna-Globuli bei Bauchkrämpfen, Scharlach, Sonnenstich.
Belladonna ist in unseren homöopathischen Taschenapotheken und den Infektabwehrtropfen und -globuli enthalten

Auch Bilsenkraut (Hyoscyamus niger) ist ein giftiges Nachtschattengewächs. Es enthält ähnliche Alkaloide wie die Tollkirsche, aber mit eher psychisch dämpfendem Effekt, und wurde im Mittelalter u.a. als Narkose- und Schmerzmittel verwendet, heute v.a. homöopathisch ab D4. Durch Einreiben von Bilsenöl steht uns eine harmlose, wenn auch nicht sehr starke Möglichkeit zur Verfügung, Rheumaschmerzen und hitzige Entzündungen zu lindern, zumindest solange Bilsenöl noch erhältlich ist.

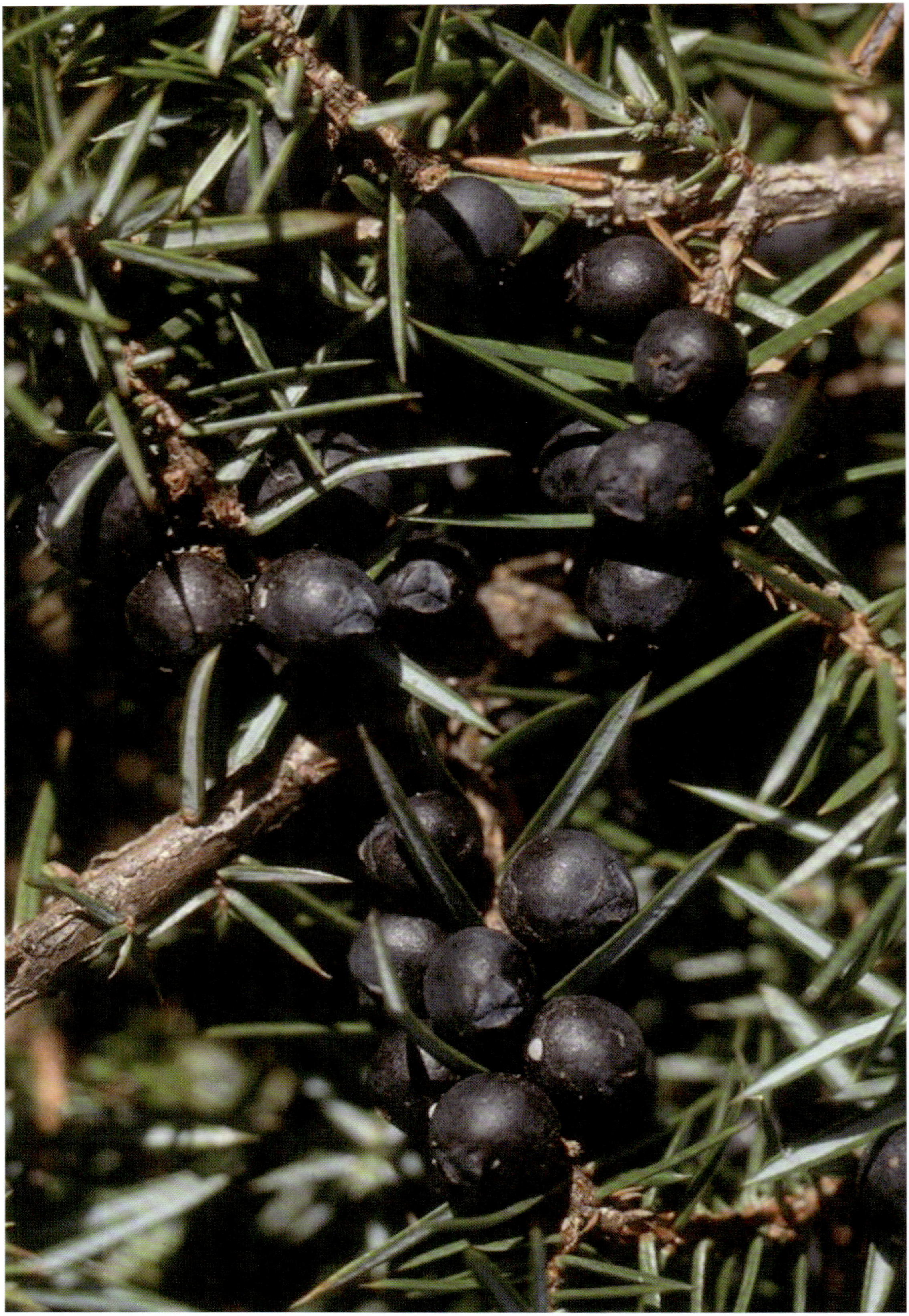

3.15 WACHOLDER Krowastau'n (Kramatbeerstaudn, Kradaxn)

Juniperus communis, Fam. Cupressaceae (Zypressengewächse)

Das Wirkprinzip des Wacholders ist sein komplex zusammengesetztes **ätherisches Öl**. Dieses fördert die **Nierendurchblutung und wirkt stark harntreibend**. Daneben wirkt es auch noch **verdauungsfördernd**; es entkrampft nämlich die Bauchorgane und steigert Sekretionen und Darmbewegungen.
Gegen rheumatische Beschwerden helfen innerlich der **wassertreibende und ausschwemmende** Effekt und äußerlich die **Hautreizung und Durchblutungsförderung**.
Achtung: Bei langdauernder Anwendung oder bei Überdosierung können Nierenschäden auftreten! In der Schwangerschaft (Uterusreizung) u. bei akuten Nierenerkrankungen (Nierenreizung) darf Wacholder in keiner Form zur Anwendung kommen!

Ein pharmazeutisch hochwertiges Wacholderöl sollte viel Terpinen-4-ol und nicht zuviel vom reizenden Pinen enthalten, Verhältnis 1:6 bis 1:5 (Schilcher). Durch die Bestimmungen des Europäischen Arzneibuchs ist dies in der Apotheke gewährleistet.

Pfarrer Kneipp (So sollt ihr leben) schreibt über den Wacholder:

So wie der Wacholder als Räucherwerk in Zimmern und Gängen angenehmen Geruch verbreitet und die Luft verbessert, so tut er's auch im Innern des Körpers, zum Beispiel bei feuchter Bronchitis.
Wer an einem schwachen Magen leidet, soll eine kleine erprobte **Kur mit Wacholderbeeren** machen:
Den ersten Tag mit 4 Beeren beginnen,
den zweiten Tag mit 5 Beeren fortfahren,
den dritten Tag sechs, den vierten Tag sieben Beeren kauen
und so mit Tagen und Beeren bis auf 12 Tage und 15 Beeren auf- und dann wieder auf 5 Beeren hinuntersteigen, beim Absteigen jeden Tag eine Beere auslassend. Viele kenne ich, deren gasgefüllter und infolgedessen geschwächter Magen durch diese einfache Beerenkur gelüftet und gestärkt wurde.

Bei Stein und Gries, bei Nieren- und Leberleiden haben die Wacholderbeeren seit alten Zeiten guten Ruf, ebenso in all jenen Fällen, wo es gilt, faule Gase, wässerige und schleimige Stoffe aus dem Körper zu entfernen.
Zur harntreibenden Wirkung nimmt man 1 EL der gequetschten Beeren auf eine Tasse.
Es dürfen jedoch keine zu großen Mengen von Wacholderbeeren genommen werden, da hierbei Nierenreizungen auftreten können!
Neben den Beeren benütze man die jungen Sprossen des Wacholderstrauchs zu Tee bei Anfängen der Wassersucht, desgleichen zur Reinigung des Blutes.
Das Öl kauft man am besten in der Apotheke. Es dient als Hautreizmittel bei chronischen Gelenkleiden und tiefliegenden Entzündungen.

Das **„Wühlhuber"-Rezept** von Pfarrer Kneipp:
1 EL gemahlenen Fenchel
1 EL zerquetschte Wacholderbeeren
½ EL gemahlenen Bockshornklee
½ EL Aloepulver
Man nimmt den Tee an einem oder höchstens 2 Abenden (1 TL auf eine kleine Tasse 15 Min. gekocht). Das Mittel wirkt erst nach 12-30 Stunden. Es hilft mit vereinten Kräften dem Magen, löst erst auf und führt ab, dann folgt aber auf die innere Revolution sofort der tiefste Frieden. (NB: Aloe ist ein Abführmittel und nicht zur längerfristigen Anwendung geeignet!)

In der Kur-Apotheke gibt es vom Wacholder

Wacholderbeeren zur Verwendung als Gewürz, Medizin und Räucherwerk
Ätherisches Wacholderöl und Wacholdergeist
Rheumatee
Heidelbergers Sieben-Kräuter-Pulver enthält u.a. auch Wacholder.

Baunscheidt-Öl – für stark hautreizende Ausleitungsverfahren durch den Arzt oder Heilpraktiker
Auch Krampfaderöl und Kreuzbein-Massageöl nach Hebamme Stadelmann enthalten ganz kleine aromatherapeutische Mengen Wacholderöl.

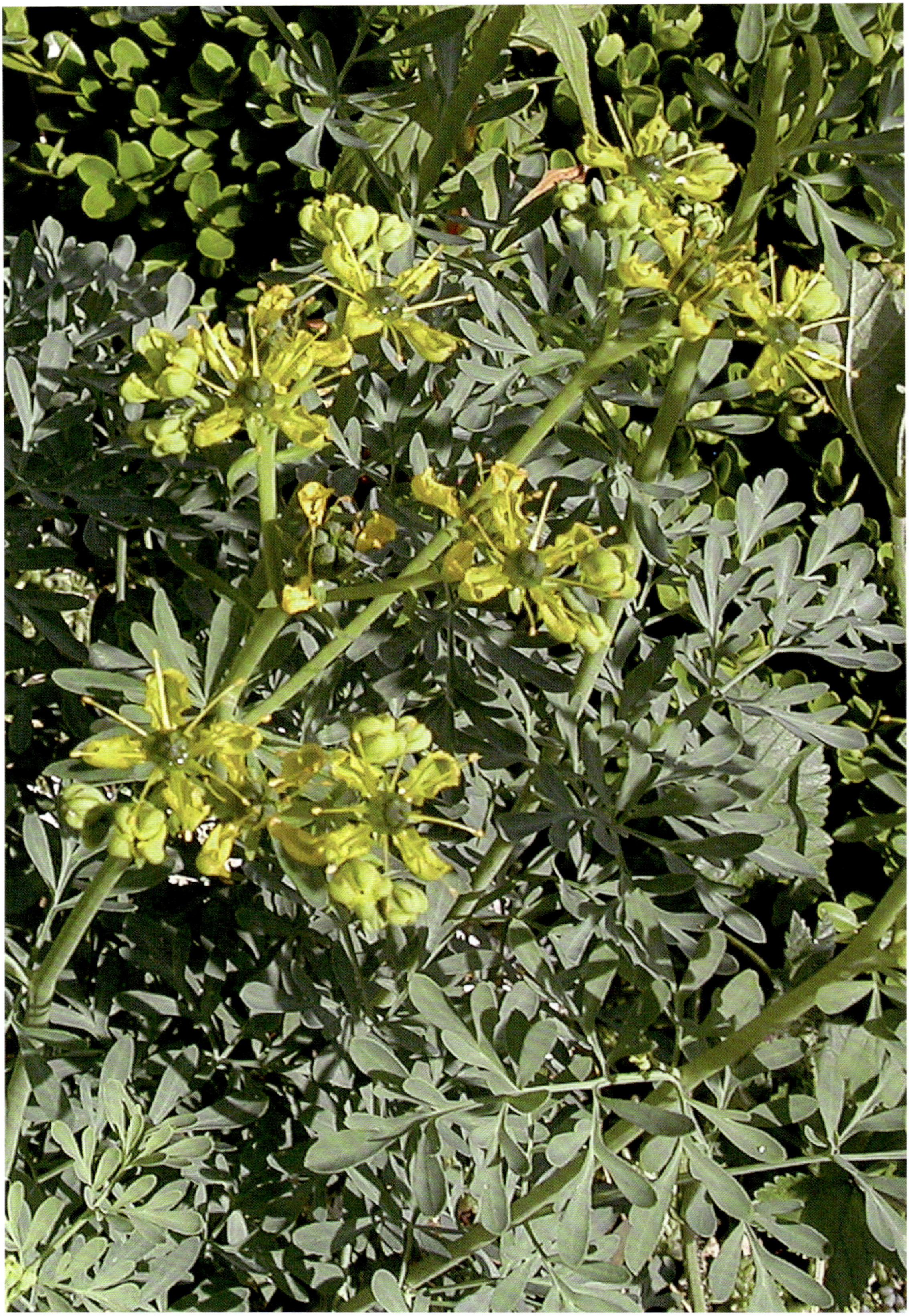

3.16 WEINRAUTE

der Rautn, die Wei'rautn, s Wei'gräutl

Ruta graveolens (früher auch hortensis), Fam. Rutaceae (Rautengewächse)

Die Raute enthält zahlreiche Wirkstoffe, allen voran **ätherisches Öl** (entzündungswidrig, entkrampfend, appetitanregend, beruhigend), dann **Flavonoide** (Gefäßschutzstoff Rutin), **Cumarine, Alkaloide u.a.**
Sie spielt in der antiken und mittelalterlichen Medizin und bis jetzt noch im Volksbrauch eine große Rolle, vor allem in den Mittelmeerländern, und wurde überall in Kloster- und Bauerngärten gezogen; jedoch die heutige offizielle Medizin lehnt sie wegen möglicher Nebenwirkungen ab und betrachtet ihre Wirkungen als unbewiesen. Tatsächlich wirkt die frische Raute ja **haut- und schleimhautreizend**, es kommt zu phototoxischen Reaktionen und diffusen Blutungen. Bei der missbräuchlichen Verwendung als Abtreibungsmittel sind Todesfälle durch Uterusblutungen aufgetreten (Paume).
Trotzdem werden in der mediterranen Küche kleine Mengen schadlos verwendet. Paume erwähnt den korsischen „Liqueur de Ruda", den Rautenwein und Rautenessig und die Beigabe junger Blättchen zum Salat.
Auch in der **Homöopathie** hat sie weiter ihren festen Platz (innerlich meist erst ab D3, äußerlich auch als Urtinktur), und zwar **bei Verletzungsfolgen** (ähnlich wie Arnica), allen **Entzündungsschmerzen** (homöopathische Alternative zu Ibuprofen), Sehnenscheidenentzündung, Rheuma, Kopfschmerzen, Verletzung und Überanstrengung der Augen, beispielsweise **rote Augen** nach Computer-Arbeit, bei venöser Stauung und Krampfadern.
Es zeigt sich, dass eine Pflanze, die in konzentrierter Form die Blutgefäße brüchig macht, bei entsprechender Verdünnung oder Potenzierung genau dieses Übel bekämpfen und die Gefäße schützen kann („similia similibus").

Geschichtliches und Volkskundliches

Der Name Raut oder Rautn wird im Bairischen für verschiedene Pflanzen mit rautenartig gefiederten Blättchen verwendet, beispielsweise Wiesenraute, Edelraute, Eberraute, deshalb braucht die Volkssprache den Zusatz Garten- oder Wein-Raute. Daraus geht schon hervor, erstens dass die mediterrane Pflanze bei uns nur im Garten wächst und zweitens dass sie zur Anwendung gern in Wein (oder Essig) eingelegt wird.
Bekannt ist der schon bei der Engelwurz erwähnte **Vier-Räuber-Essig**, meist mit Engelwurz, Raute, Gewürznelken und Salbei/Thymian oder ähnlichen aromatischen Kräutern und Gewürzen. Er schützte so stark vor Ansteckung, dass sich damit die Räuber einrieben, um ungestraft die Pest-Toten auszurauben.
Nebenbei soll nach einem französischen Rezept die Raute auch gegen Nacktschnecken helfen: 1kg Frischpflanze 10 Tage in 10 Liter Wasser ansetzen und vergären lassen, dann 1:5 verdünnt verspritzen (Paume).
Jedenfalls vertreibt der Rautengeruch alles **Ungeziefer und lästige Getier**, nach altem Glauben sogar die Schlangen. Mit einem Rautenzweig, in Essig getaucht, wurden Haus und Stall gereinigt.
Doch versuchte man mit Rautenessig nicht nur Ungeziefer, sondern alle Übel der Welt zu vertreiben, auch **Teufel, Dämonen und den „Bösen Blick"**. In einem Hexenprozess im Elsass 1589 gab die Angeklagte zu Protokoll, dass sie den Teufel, der sie bereits gewonnen hatte und ihr Liebhaber war, mit Raute, geweihtem Salz und Bienenwachs dazu bringen konnte, von ihr abzulassen. Rautenzweige im Kopfkissen sollten die Kinder vor Krämpfen schützen, die man Dämonen anlastete, und die Raute als Brautschmuck, im Brautschuh und im Brautbett sollte die Braut vor Verhexung und Verzauberung bewahren (Marzell, Geschichte und Volkskunde).
In Apulien ist der Satz geläufig: „la ruta, ogni male stuta", also die Raute vertreibt jedes Übel. Die Raute galt überall und in allen Zeiten als **Gegenmittel fast aller tödlichen Gifte**. Ein Rautenzweig wurde beispielsweise in einen möglicherweise vergifteten Wein gelegt, um die Giftwirkung zu nehmen.
Der Müllner-Peter beschreibt in Abschnitt 38 einen Trank nach dem Biss tollwütiger Hunde und ein Pflaster aus Zwiebelsaft, Raute, Salz und Honig. Auch die Flöhe von der Haut (20g Blätter pro Liter Wasser) und die Würmer aus den Eingeweiden (10g pro Liter, Vorsicht!) sollte die Raute vertreiben (Paume).
Rautenessig war früher sehr bekannt als Riech- und Waschmittel bei nervösen Kopfschmerzen, Hysterie, Schwindel und Ohnmacht (Most 1843).
„Für die Unkeuschheit: Wenn ein Mensch, es sei Manns- oder Weibsperson, mit unersättlicher Begierde zur Unkeuschheit angefochten wird, der esse frische Raute aus gutem Weinessig, so wird ihm der Kitzel bald vergehen" (Pater Odilo Schreger 1776).

Rezepturen aus der Kur-Apotheke

Verletzungstropfen und Aua-Perlen zur Einnahme; Venenfluid zur äußerlichen Anwendung
Ruta ad usum externum (20-30 Tropfen mit Wasser oder besser mit isoton. Kochsalzlösung verdünnen für Augenbäder)
Ruta D6 und Ruta C30 haben wir für homöopathische Taschenapotheken hergestellt.

Anhang

Liste der in der Kur-Apotheke vorrätigen Gewürze

Bergblumen und Heilkräuter, die wir bei den Wanderungen im Gebirge gesehen haben

Quellenangaben: Literatur, Bilder, mundartliche Pflanzennamen

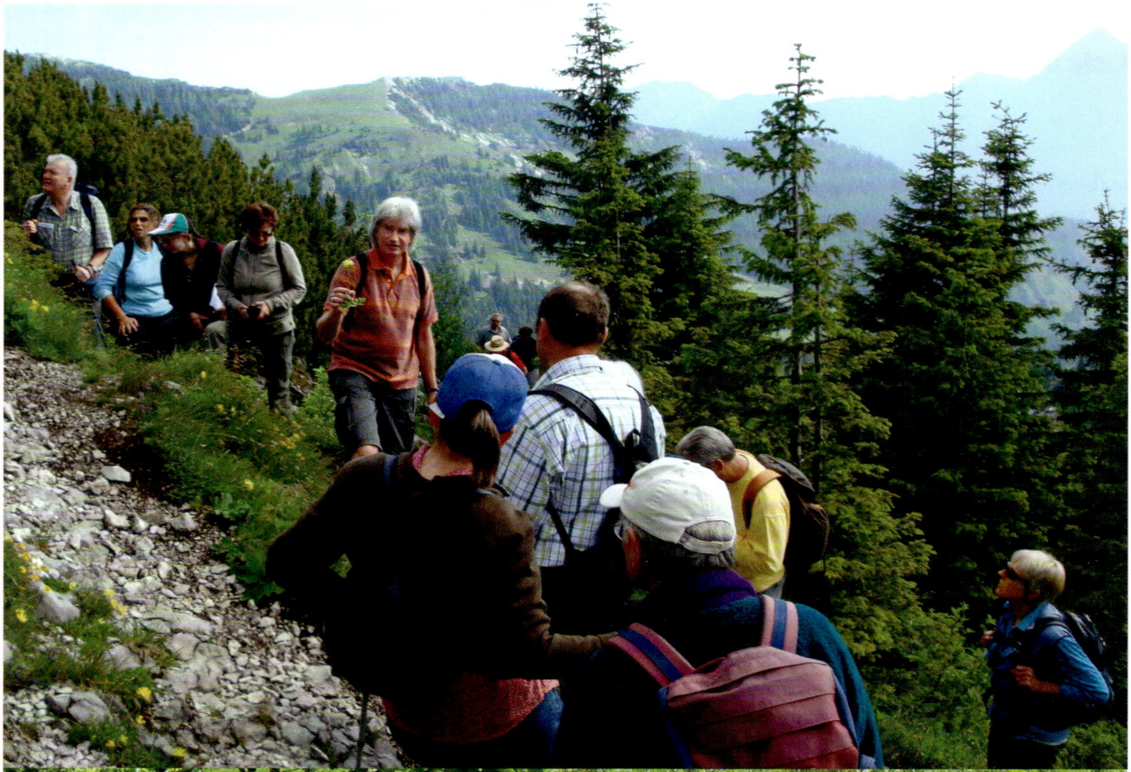

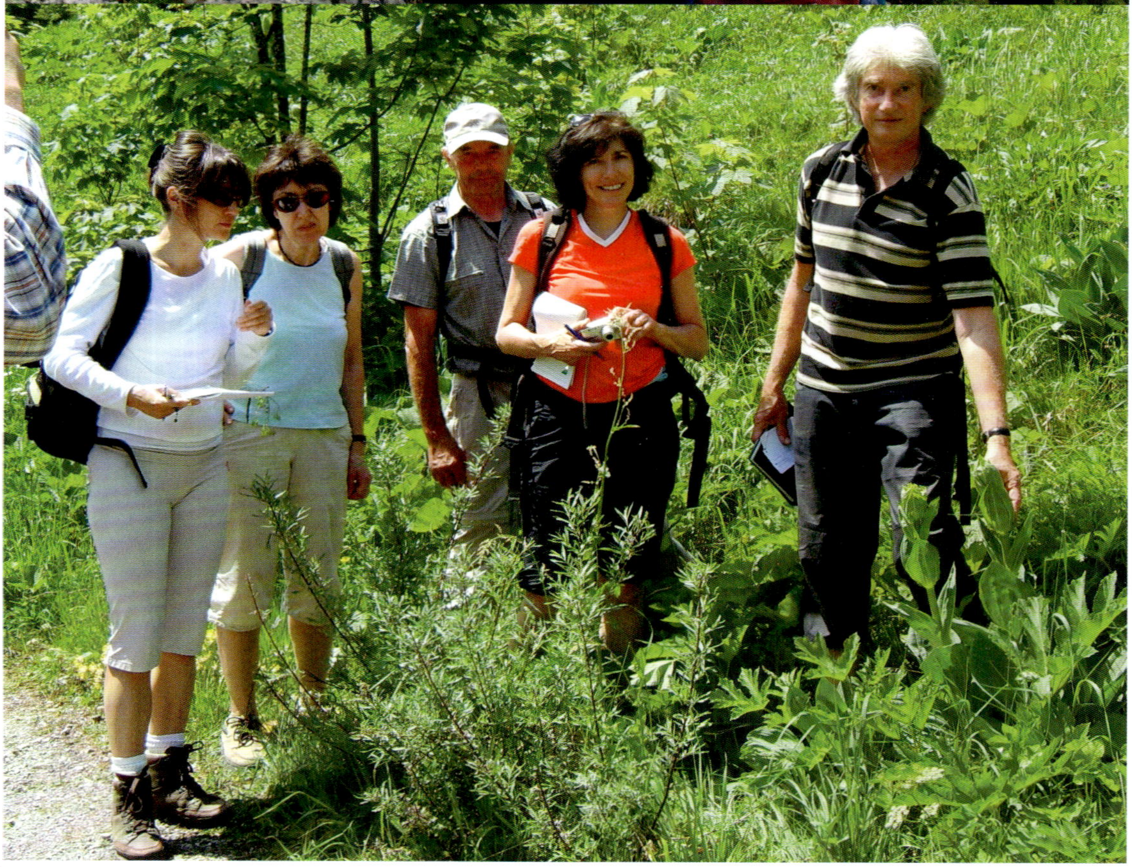

Bergblumen- und Heilkräuterwanderungen

Juni 2010 im Spitzingsee-Rotwand-Gebiet

1. Wanderung: vom Spitzingsee (1100m) über die Valepp-Almen hinunter zur Waitzingeralm (942m) und ein Stück hinauf in den Pfanngraben; dann von der Waitzingeralm weiter bis zum Forsthaus Valepp (872m).

2. Wanderung: mit der Taubensteinbahn hinauf, von der Bergstation zum Taubenstein-Gipfel (1693m); unterhalb des Gipfels den Jägersteig hinab zur Kleintiefenthal-Alm am Fuß der Rotwand; weiter zum Taubensteinhaus (1567m); von dort auf den Rauhkopf (1689m) und wieder hinunter zum Spitzingsee (1084m).

Juni 2011, 2012 an der Kampenwand

Von der Kampenwand-Bergstation (1460m) an den Felswänden entlang zur Hofbauernalm und hinab durch den Klausgraben nach Hainbach im Priental (700m).

Juni 2013, 2016, 2017 auf der Hochries

Vom Hochriesgipfel (1570m) hinüber zum Karkopf (1496m) und über die Doagl-Alm hinunter zur Talstation am Samerberg (744m).

Juni 2014, 2015, 2018 auf den Spitzstein-Almen am Erlerberg

Entweder von Sachrang (738m) oder vom Wanderparkplatz am Erlerberg (960m) zu den Quellen der Prien auf den Spitzstein-Almen und bis zum Altkaser (1279m) und eventuell rechts am Spitzstein vorbei ein Stück Richtung Klausenalm.

Mai 2019, Juni 2020, 2021, 2022, 2023 am Erlbergkopf im Kampenwandgebiet

Vom Wanderparkplatz Aigen (845m) auf einem Rundweg zum Erlbergkopf (1134m) und zurück zum Parkplatz.

Juni 2020, 2021, 2022, 2023 im Arzmoos am Wendelstein

Vom Arzmoos-Wanderparkplatz am Sudelfeld (1000m) auf einem Rundweg über Almen und durch Bergwald und Hochmoor.

Bergblumen und Heilkräuter, die wir bei unseren Wanderungen im Gebirge gesehen haben, alphabetisch sortiert nach Pflanzenfamilien.

Deutscher Name	Botanischer Name	Bairischer Name (u.a. Volksnamen)	Systematik (Familie)
Bärlapp	Lycopodium clavatum	Grammgraut (Hexenmehl)	Bärlappgewächse
Sumpf-Baldrian	Valeriana dioica		Baldriangewächse
Berg-Baldrian	Valeriana montana		Baldriangewächse
Arznei-Baldrian	Valeriana officinalis	Baldrian (Katzngraut, -wurzel)	Baldriangewächse
Felsen-Baldrian	Valeriana saxatilis		Baldriangewächse
Dreiblatt-Baldrian	Valeriana tripteris		Baldriangewächse
Hauswurz	Sempervivum tectorum	Hauswurzn (Donnerwurz)	Dickblattgewächse
Wald-Engelwurz	Angelica sylvestris	Brustwurz	Doldenblütler
Sterndolde	Astrantia major	Strenzen	Doldenblütler
Kümmel	Carum carvi	Kimme	Doldenblütler
Kälberkropf	Chaerophyllum temulum u.a.		Doldenblütler
Berg-Bärenklau	Heracleum sphondylium	Bärenpratzn	Doldenblütler
Laserkraut	Laserpitium latifolium	Hirschwurz	Doldenblütler
Mutterwurz	Ligusticum mutellina	Gamsgraut	Doldenblütler
Meisterwurz	Peucedanum ostruthium	Bergwurz (mehrdeutig!)	Doldenblütler
Bibernelle	Pimpinella major	Bockwurz	Doldenblütler
Sanikel	Sanicula europaea	Schaniggl, Hoalbladl, Fünfwundenbladl	Doldenblütler
Stengelloser Enzian	Gentiana clusii	Almgloggn	Enziangewächse
Schwalbenwurz-Enzian	Gentiana asclepiadea	(Hirschbrunft-Enzian)	Enziangewächse
Gelber Enzian	Gentiana lutea	Bergwurz	Enziangewächse
Frühlingsenzian	Gentiana verna	Schuasternagä (Roßnägerl)	Enziangewächse
Fieberklee, Bitterklee	Menyanthes trifoliata	Biberklee (Sumpfklee)	Enziangewächse
Wurmfarn	Dryopteris filix-mas	Woidwedl, Toiflsleita	Farne (Wurmfarngew.)
Acker-Schachtelhalm	Equisetum arvense	Zinngraut (Katznschwoaf)	Farne (Schachtelhalmg.)
Winter-Schachtelhalm	Equisetum hiemale		Farne (Schachtelhalmg.)
Schlamm-Schachtelhalm	Equisetum limosum	(Rollwedel)	Farne (Schachtelhalmg.)
Riesen-Schachtelhalm	Equisetum maximum		Farne (Schachtelhalmg.)
Sumpf-Schachtelhalm	Equisetum palustre		Farne (Schachtelhalmg.)
Wald-Schachtelhalm	Equisetum silvestre		Farne (Schachtelhalmg.)
Engelsüß, Tüpfelfarn	Polypodium vulgare		Farne (Tüpfelfarngew.)
Adlerfarn	Pteridium aquilinum		Farne (Adlerfarngew.)

Manns-Knabenkraut	Orchis mascula	Gugableamä (Roter Kuckuck)	Orchideen
Waldhyazinthe	Platanthera bifolia	(Weißer Kuckuck)	Orchideen
Weißzüngel, Höswurz	Pseudorchis albida	(Weißzüngerl)	Orchideen
Pyramiden-Orchis	Anacamptis pyramidalis	(Hundswurz)	Orchideen
Kugel-Orchis	Traunsteinera globosa	Gugableamä (Roter Kuckuck)	Orchideen
Haselwurz	Asarum europaeum	Antlaßgraut (Wuida Pfeffa, Hasnpfeffa)	Osterluzeigewächse
Milchweißes Mannsschild	Androsace lactea		Primelgewächse
Aurikel	Primula auricula	Gamsbleamä (Jochbleamä, Stoableamä)	Primelgewächse
Wald-Schlüsselblume	Primula elatior	Himmeschlüßl (Hoizschlißlbleamä)	Primelgewächse
Mehlprimel	Primula farinosa	Sumpf-, Moosräisä (Soachbleamä)	Primelgewächse
Alpenglöckchen	Soldanella alpina	Almgleckä (Schnee-, Eisglöckerl)	Primelgewächse
Augentrost	Euphrasia rostkoviana	Garaus oder Schober (Milchdieb)	"Rachenblütler"
Schuppenwurz	Lathraea squamaria		"Rachenblütler"
Alpen-Leinkraut	Linaria alpina		"Rachenblütler"
Wachtelweizen	Melampyrum sylvaticum	(Taubweizen)	"Rachenblütler"
Rotes/Gelbes Läusekraut	Pedicularis-Arten	Lausgraut	"Rachenblütler"
Klappertopf	Rhinanthus alectorolophus u. minor	Klaft	"Rachenblütler"
Braunwurz	Scrophularia nodosa	Kropfwurz	Rachenblütler
Alpenrachen	Tozzia alpina		"Rachenblütler"
Bachbunge	Veronica beccabunga		"Rachenblütler"
Gamander-Ehrenpreis	Veronica chamaedrys	(Männertreu)	"Rachenblütler"
Felsen-Ehrenpreis u.a.	Veronica fruticans u.a. Arten		"Rachenblütler"
Nesselblättr. Ehrenpreis	Veronica urticifolia		"Rachenblütler"
Vergißmeinnicht	Myosotis alpestris, palustris u.a.	Bachbleamä (Blauröserl)	Raublattgewächse
Lungenkraut	Pulmonaria officinalis	Giggerigi (Hansl-und-Gretl)	Raublattgewächse
Igelkolben	Sparganium spec.		Rohrkolbengewächse
Silbermantel	Alchemilla alpina	Silbermantä	Rosengewächse
Frauenmantel	Alchemilla vulgaris	Fra'mantä (Manterlkraut, Taubecherl)	Rosengewächse
Felsenbirne	Amelanchier ovalis	(Gamsbeer)	Rosengewächse
Wald-Geißbart	Aruncus dioicus	(Spierstaude)	Rosengewächse
Zwergmispel	Cotoneaster integerrimus	(Steinmispel, Mehlbeer)	Rosengewächse
Silberwurz	Dryas octopetala	(Kaisertee, Petersbart)	Rosengewächse
Mädesüß	Filipendula ulmaria	Sonnwendhansl (Wiesngoaßbart)	Rosengewächse
Wald-Erdbeere	Fragaria vesca		Rosengewächse
Bach-Nelkenwurz	Geum rivale	Bluatstrepfal (Benediktenwurz)	Rosengewächse
Gänsefingerkraut	Potentilla anserina	Mausloaterl (Krampfgraut)	Rosengewächse
Blutwurz	Potentilla erecta (=tormentilla)	Bluatwurzn (Tormentill)	Rosengewächse
Gold/Frühlings-Fingerkraut	Potentilla aurea, verna		Rosengewächse
Alpen-Heckenrose	Rosa alpina	Stupferstaudn	Rosengewächse
Wiesenknopf	Sanguisorba minor	Bluatstrupfn (falsche Bimbernell)	Rosengewächse
Wiesen-Labkraut	Galium mollugo	Weegstroh (=Wiegenstroh)	Rötegewächse
Waldmeister	Galium odoratum	Woidmoasta	Rötegewächse
Felsen-Labkraut	Galium saxatilis		Rötegewächse
Alpen-Leinblatt	Thesium alpinum		Sandelholzgewächse
Wollgras	Eriophorum spec.	Moosmaunderl	Sauergräser
Sauerklee	Oxalis acetosella	Hosnklee (Hoizklee, Gugerklee)	Sauerkleegewächs
Wundklee	Anthyllis vulneraria	Bärnklee	Schmetterlingsblütler
Hufeisenklee	Hippocrepis comosa		Schmetterlingsblütler
Hornklee	Lotus corniculatus	(Muttergottespantoffeln)	Schmetterlingsblütler
Hopfenklee	Medicago lupulina		Schmetterlingsblütler
Rotklee, Wiesenklee	Trifolium pratense	(Futterklee)	Schmetterlingsblütler
Schwalbenwurz	Vincetoxicum hirundinaria		Schwalbenwurzgew.
Seidelbast	Daphne mezereum	Hundssigl, Hundsbean (Zilling)	Seidelbastgewächse
Steinröschen	Daphne striata	Stoaräisä	Seidelbastgewächse
Simsenlilie	Tofieldia calyculata		Simsenliliengewächse
Rote Sommerwurz	Orobanche gracilis	Tabakgraut, Schneidgraut (Stierkraut)	Sommerwurzgewächse

Sonnentau	Drosera rotundifolia u.a.		Sonnentaugewächse
Milzkraut	Chrysosplenium alternifolium	(Krötenblume)	Steinbrechgewächse
Blaugrüner Steinbrech	Saxifraga caesia	Stoawurzn	Steinbrechgewächse
Rundblättr. Steinbrech	Saxifraga rotundifolia	Almflinserl	Steinbrechgewächse
Sumpf-Storchschnabel	Geranium palustre		Storchschnabelgew.
Wald-Storchschnabel	Geranium sylvaticum	(Blaue Kroahahaxn)	Storchschnabelgew.
Zweiblütiges Veilchen	Viola biflora (gelb)	Almveigä, Gelbveigä	Veilchengewächse
Wald-Veilchen	Viola reichenbachiana (blau)	Blauvaigä	Veilchengewächse
Fettkraut	Pinguicula alpina u. vulgaris	Schmerkraut (Fliegenfresser)	Wasserschlauchgew.
Kugelblume	Globularia cordifolia u. nudicaulis		Wegerichgewächse
Spitzwegerich u.a. Arten	Plantago lanceolata, media u.a.	Wegera	Wegerichgewächse
Quendelseide	Cuscuta epithymum		Windengewächse
Einblütiges Wintergrün	Pyrola (Moneses) uniflora	(Moosauge)	Wintergrüngewächse
Rundblättr. Wintergrün	Pyrola rotundifolia	Wuide Maigleckä	Wintergrüngewächse
Zypressen-Wolfsmilch	Euphorbia cyparissias	Hexnmille	Wolfsmilchgewächse
Bingel	Mercurialis perennis	Gitzer (Wald-Bengelkraut)	Wolfsmilchgewächse
Sonnenröschen	Helianthemum alpestre	Goldräisä	Zistrosengewächse
Wacholder	Juniperus communis	Krowastau'n (Kramatbeer, Kradaxn)	Zypressengewächse

Unerwähnt bleiben aus dem Flachland allgemein bekannte Pflanzen wie Löwenzahn, Giersch, Hirtentäschel usw.
Die bairischen Pflanzennamen und Mundartnamen stammen überwiegend aus Heinrich Marzell, Wörterbuch der deutschen Pflanzennamen, sowie von eigenen Befragungen in der Umgebung von Bad Aibling. Ohne Anspruch auf Vollständigkeit.
Für Kritik und Nennung weiterer Mundartnamen aus dem Alpenvorland und den Bayrischen Alpen wäre ich sehr dankbar!

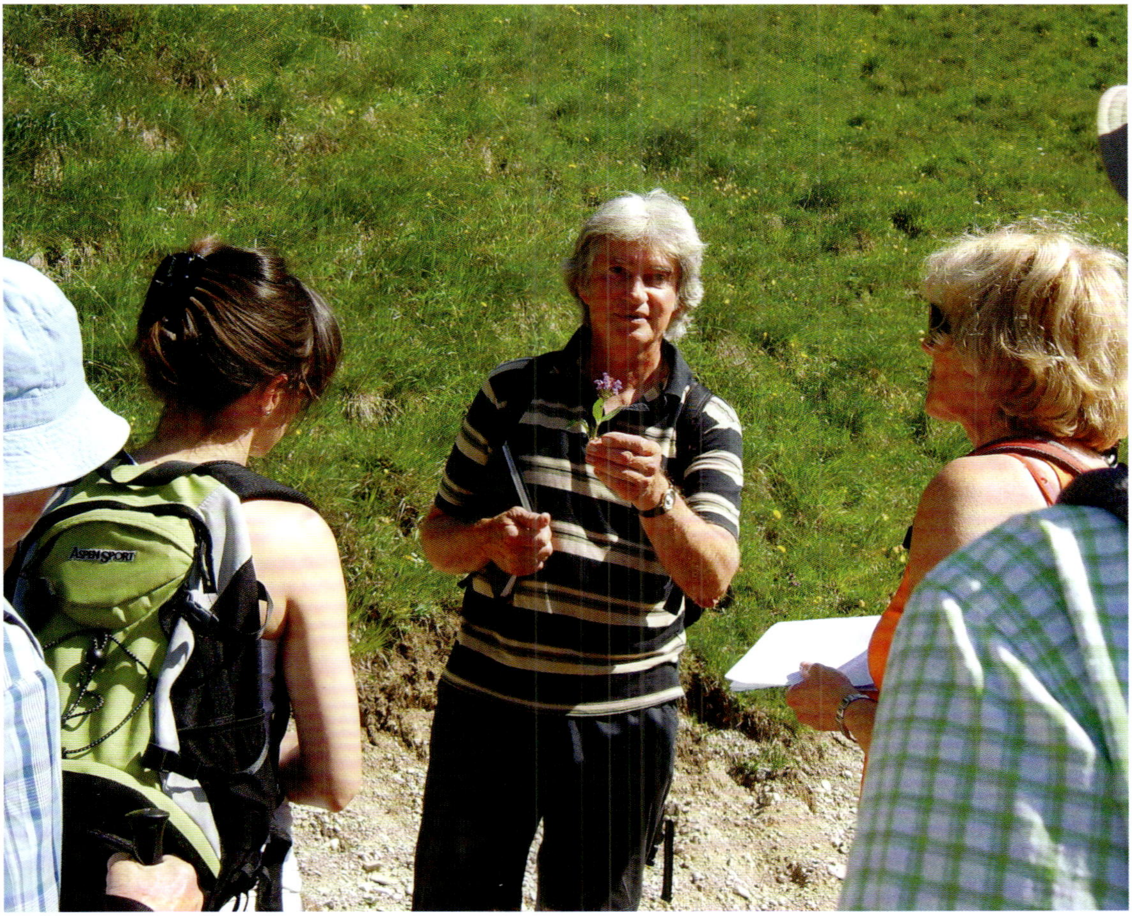

Quellenangaben

Literatur

Aichele, Dietmar / Schwegler, Heinz-Werner: Die Blütenpflanzen Mitteleuropas (5 Bände), Stuttgart 2000
Aschenbrenner, Eva (Kochel): Der Wildkräutergang mit Eva Aschenbrenner durchs Jahr, Wessobrunn 1998
Aschenbrenner, Eva: Die Kräuterapotheke Gottes, Stuttgart 2004
Buckle, Jane: Clinical Aromatherapy, Livingstone 2003
Buff, Wolfram / Klaus von der Dunk: Giftpflanzen in Natur und Garten, Berlin-Hamburg 1988
Deutsches Arzneibuch DAB6, Berlin 1926 mit Ergänzungsband EB-6, Berlin 1948
Deutsches Arzneibuch (DAB) und Deutscher Arzneicodex (DAC), Stuttgart 2011
Dioscorides, Pedanios (Griechenland 1. Jhdt.): Kräuterbuch, Frankfurt am Main 1610 (Nachdruck München 1964)
Dörler, Gerhard (Hall in Tirol): Alt-Tiroler Naturapotheke, Innsbruck 1986
Dorcsi, Mathias (Wien, München): Handbuch der Homöopathie, Wien 1986
Eger, Rudolf: Rezepte und Hausmittel aus vier Jahrhunderten, Zürich 1955
Engelsing, Anja (Dettendorf bei Bad Aibling): Homöopathie ganz weiblich, Stuttgart 2008
Erzherzog Joseph von Österreich: Atlas der Heilpflanzen des Praelaten Kneipp, bildlich dargestellt durch Margarethe Fürstin von Thurn und Taxis, Regensburg 1903
Europäisches Arzneibuch (Pharmacopoea Europaea Ph.Eur.) 6.Ausgabe, Berlin 2008 - 2011
Faber, Stephanie: Das Rezeptbuch für Naturkosmetik, Wien-München 1974
Fintelmann, Volker / Weiss, Rudolf Fritz: Lehrbuch Phytotherapie, Stuttgart 2009
Fischer, Susanne (Sulzberg im Allgäu 1984): Medizin der Erde, München 1990
Frohne, Dietrich / Pfänder, Hans-Jürgen: Giftpflanzen, Stuttgart 1987
Glaser, Christoph: Das Sachranger Rezeptbuch. Edition und Kommentar der Arzneiverordnungen in einer volksmedizinischen Handschrift des ausgehenden 18. und beginnenden 19.Jahrhunderts aus dem Nachlass des Peter Huber (Müllner-Peter) von Sachrang im Chiemgau (2 Bände), Stuttgart 2006
Grey-Wilson, Christopher: Pareys Bergblumenbuch, Hamburg-Berlin 1980
Hagers Handbuch der pharmazeutischen Praxis (3 Bände), Berlin 1938 und 1944 (Nachdruck 1949)
Hahnemann, Samuel: Apothekerlexikon, Leipzig 1793-98 (Nachdruck Heidelberg 1986)
Hahnemann, Samuel: Organon der Heilkunst (1810), Nachdruck der 6.Auflage Leipzig 1921
Hecker, August Friedrich: Kunst, die Krankheiten der Menschen zu heilen, Gotha und Erfurt 1829
Hegi, Gustav: Alpenflora, München 1959
Henschel, Detlev: Essbare Wildbeeren und Wildpflanzen, Stuttgart 2002
Hertzka, Gottfried: Kleine Hildegard-Hausapotheke, Stein am Rhein 2003
Höfler, Max (Bad Tölz): Das Jahr im oberbayerischen Volksleben mit besonderer Berücksichtigung der Volksmedicin, München 1899
Höfler, Max: Volksmedizin und Aberglaube in Oberbayerns Gegenwart und Vergangenheit, München 1888
Höfler, Max: Volksmedizinische Botanik der Germanen, Wien 1908 (Nachdruck Berlin 1990)
Höfler, Max: Wald- und Baumkult in Beziehung zur Volksmedizin Oberbayerns, München 1894
Hollerbach, Elisabeth und Karl (Dachau): Kraut & Unkraut zum Kochen und Heilen, Haldenwang 1981
Homöopathisches Arzneibuch (HAB), Stuttgart 2010
Homöopathisches Repetitorium der DHU, Karlsruhe Ausgabe 2006
Hufeland, C.W.: Hausarzneimittel, Quedlinburg-Leipzig 1847 (Nachdruck Leipzig)
Kalbermatten, Roger und Hildegard: Pflanzliche Urtinkturen, Wesen und Anwendung, Baden und München 2011
Karl, Josef: Neue Therapiekonzepte für die Praxis der Naturheilkunde, München 1995
Kneipp, Sebastian (Bad Wörishofen): „Meine Wasserkur" und „So sollt ihr leben" in einem Band, Stuttgart 2010
Kräutermann, Valentino: Der curieuse und vernünfftige Zauber-Artzt, Frankfurt-Leipzig 1725 (Reprint Lindau 1979)
Künzle, Johann (Zizers bei Chur 1911): Chrut und Uchrut, Zizers 1924 und Freiburg 1952
Künzle, Johann, Das große Kräuter-Heilbuch, Zürich 1945 (Nachdruck Düsseldorf 2006)
Lammert, G: Volksmedizin und medizinischer Aberglaube in Bayern und den angrenzenden Bezirken, Würzburg 1869
Lassel, Michael (Rosenheim 1954): Kräutergold, Garmisch-Partenkirchen 1995
Lechner, Ludwig (Miesbach 1912): Das Leitzachtal. Ein Heimat- und Wanderbuch, München 1927
Lohmann, Michael: Die Pflanzenwelt des Chiemgaus, Prien am Chiemsee 1993
Losch, Friedrich: Kräuterbuch (1903), Nachdruck Augsburg 1997
Lubinic, Edeltraud: Handbuch Aromatherapie, Stuttgart 2004
Macer floridus des Odo Magdunensis (um 1100) – Kräuterbuch der Klostermedizin, hrsg. Von Mayer, Johannes Gottfried / Goehl Konrad, Würzburg 2003 (Nachdruck Leipzig)
Madejski, Margret: Alchemilla, München 2000
Madaus, Gerhard: Lehrbuch der biologischen Heilmittel (11 Bände), Leipzig 1938 (Nachdruck Ravensburg 1987)
Madl, Anni: Kräuter-Wissen unserer Mütter, Benediktbeuern, ca. 1990
Marzell, Heinrich (Gunzenhausen): Bayerische Volksbotanik, Nürnberg 1926
Marzell, Heinrich: Geschichte und Volkskunde der deutschen Heilpflanzen, Stuttgart 1967 (1938)
Marzell, Heinrich: Himmelsbrot und Teufelsleiter, München 1951

Marzell, Heinrich: Wörterbuch der deutschen Pflanzennamen (in 5 Bänden), Stuttgart – Leipzig 1943-1958 (Nachdruck Köln 2000)
Morris, Sallie / Mackley, Lesley: Das Handbuch der Gewürze, München 2002
Most, Georg Friedrich (Rostock): Encyclopädie der Volksmedizin, Leipzig 1843 (Neuauflage Graz 1984) (v.a. norddeutsche Rezepte)
Müllner-Peters Rezeptbuch siehe -> Glaser, Christoph
Neue Rezept-Formeln (NRF), Stuttgart 2011
Norman, Jill: Das große Buch der Gewürze, Aarau und München 1991
Osiander, Johann Friedrich: Volksarzneymittel, Hannover 1826 (Nachdruck Heidelberg)
Paulitzky, Heinrich Felix: Anleitung für Landleute zu einer vernünftigen Gesundheitspflege, ein Hausbuch, Gießen 1842
Paume, Marie-Claude: Sauvages et toxiques. Plantes des bois, des prés et des jardins, Aix-en-Provence 2009
Pawlow, Manfred: Das große Buch der Heilpflanzen, München 1985
Pharmacopoe für das Königreich Bayern, München 1856 (Nachdruck Stuttgart 1988)
Pharmacopoea austriaco-provincialis emendata (Österreichische Provinzial-Pharmacopöe), Wien 1795
Pharmazeutische Stoffliste, ABDATA Pharma-Daten-Service, Eschborn/Taunus, Stand 2010/2011
Posch, Helmut: St. Hildegard-Kurier, St. Georgen im Attergau 1996
Pütz, Jean / Niklas, Christine: Cremes und sanfte Seifen (Hobbythek-Buch), Köln 1989
Raible, Wilhelm: Albertus Magnus natürliche und sympathetische Haus- und Heilmittel für Menschen und Vieh, Reutlingen um 1900
Rey, Charly et al. (Schweiz): Das Edelweiss, Aarau und München 2011
Ringler, Max: Die Welt der Pflanzen zwischen Wendelstein und Chiemsee, Gstadt am Chiemsee 1972
Roth L / Daunderer M / Kormann K: Giftpflanzen Pflanzengifte, Hamburg 2008
Sachranger Hausmittel, hrsg. vom Sachranger Frauenbund, Sachrang im Chiemgau 1995
Santini, Leonardo (Garfagnana/Toscana): Alcune considerazioni sulle applicazioni terapeutiche dell'elicriso; Erboristeria Domani Nr.4, S. 47-52 (1983)
Sauerhoff, Friedhelm: Etymologisches Wörterbuch der Pflanzennamen, Stuttgart 2004
Schilcher, Heinz / Kammerer, Susanne: Leitfaden Phytotherapie, München-Jena 2000
Schiller, Reinhard: Hildegard Pflanzen Apotheke, Augsburg 1996
Schmeller, Johann Andreas: Bayerisches Wörterbuch 1872-1877 (Nachdruck München 1996)
Schönfelder, Peter / Bresinsky, Andreas: Verbreitungsatlas der Farn- und Blütenpflanzen Bayerns, Stuttgart 1990
Schöpf, Hans: Zauberkräuter, Graz 1986
Schreger, Odilo (Schwandorf): Kleine Hausapotheke, Augsburg 1776
Schwingshackl, Anton: An der Etsch und im Gebirge. Die Heilkräuter Südtirols, Brixen 1965
Stadelmann, Ingeborg (Kempten): Aromatherapie von der Schwangerschaft bis zur Stillzeit, Ermengerst 2005
Stadelmann, Ingeborg: Bewährte Aromamischungen, Ermengerst 2003
Stadelmann, Ingeborg: Die Hebammen-Sprechstunde, Ermengerst 1994
Stellmann, Michael (Bad Aibling-Berbling): Kinderkrankheiten natürlich behandeln, München 2000
Storl, Wolf-Dieter (Oberallgäu): Mit Pflanzen verbunden, Stuttgart 2009
Tabernaemontanus, Jacobus Theodorus (Bergzabern 1588): Neu vollkommen Kräuter-Buch, Basel 1731 (Nachdruck München 1970)
Treben, Maria (Oberösterreich): Gesundheit aus der Apotheke Gottes, Steyr 1980
Valnet, Jean: Aromatherapie, München 1989
Walahfridus Strabo: De cultura hortorum („Hortulus“, ca. 850), übersetzt und hrsg. von Otto Schönberger, Stuttgart 2002
Weiß, Rudolf Fritz: Lehrbuch der Phytotherapie, Stutgart 1991
Wenzel, Petra und Christa Klickermann: Altes Naturheilmittel Moor, Laufen/Salzach 2003
Werner, Monika / Ruth von Braunschweig: Praxis Aromatherapie, Stuttgart 2006
Zimmerer, E.M.: Kräutersegen, Donauwörth 1896 (Nachdruck Donauwörth 1973)
Zimmermann, Walther (München-Harlaching 1972): Homöopathische Arzneitherapie, Regensburg 1990
Zimmermann, Walther: Praktische Phytotherapie, Stuttgart 1994
Zizmann, Peter: Die erfolgreiche Teemischung, Bonn 2009
Zizmann, Peter: Pflanzliche Extrakte und Tinkturen erfolgreich rezeptieren, Stuttgart 1996

Abbildungen

Die Fotos vom Heilpflanzenanbau stellten unsere Lieferanten Dr. Norbert Brand von Fa. Maros in Fürth/Bayern und das Bombastus-Werk in Freital/Sachsen zur Verfügung.
Die Pflanzenzeichnungen im 1. Abschnitt stammen aus dem Atlas der Heilpflanzen von Erzherzog Joseph von Österreich und wurden von seiner Tochter Margarethe Klementine, durch Heirat Fürstin von Thurn und Taxis, im Jahr 1903 angefertigt.
Die Pflanzenfotos im 3. Abschnitt sind im Original Dias von Gärtnermeister Heinz Osbahr aus Bad Aibling.
Die übrigen Bilder sind Aufnahmen von Alexander Bornschlegl, München, und von Petronela Weber aus unserem Apotheken-Team.

Mundartliche Pflanzennamen

Als schriftliche Quellen für die mundartlichen Pflanzennamen aus Oberbayern waren mir die Bücher von Marzell, Höfler und Lechner sehr nützlich. Aber Namen, die in Bad Aibling und dem Land um den Wendelstein nachweislich heute noch verwendet werden, habe ich stets bevorzugt. Bei der Suche nach den bodenständigen Pflanzennamen bekam ich die entscheidende Unterstützung durch Kathi Bielmeier, eine pharmazeutisch-technische Assistentin der Kur-Apotheke, die in der Umgebung von Au bei Bad Aibling daheim ist.

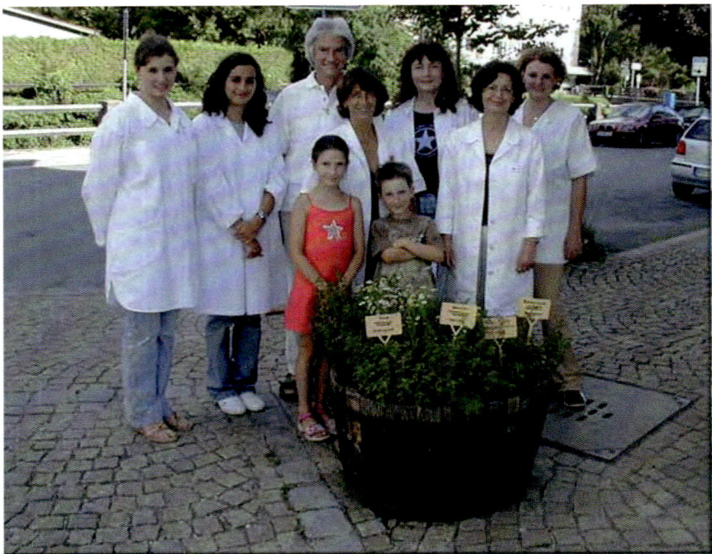
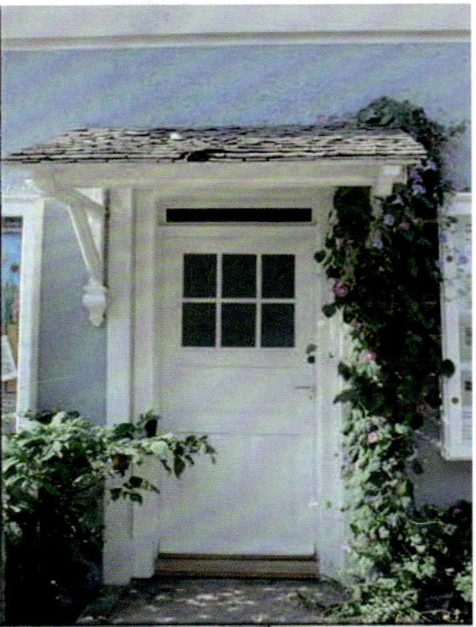
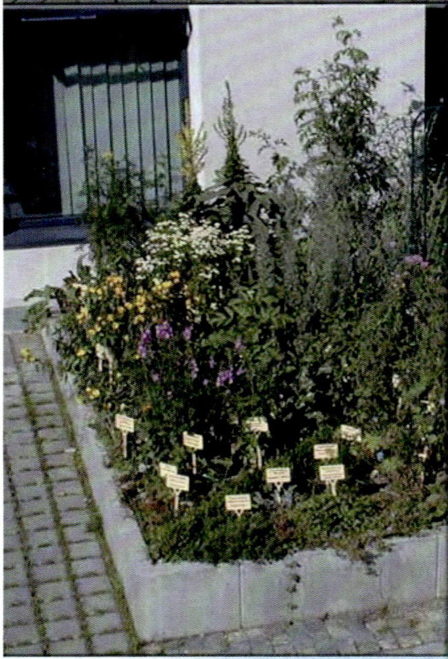
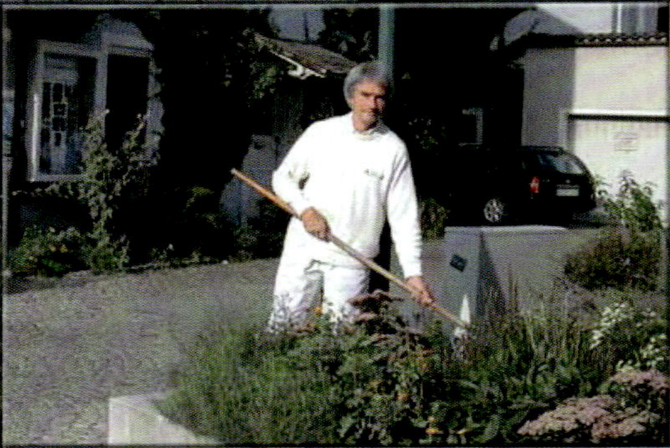
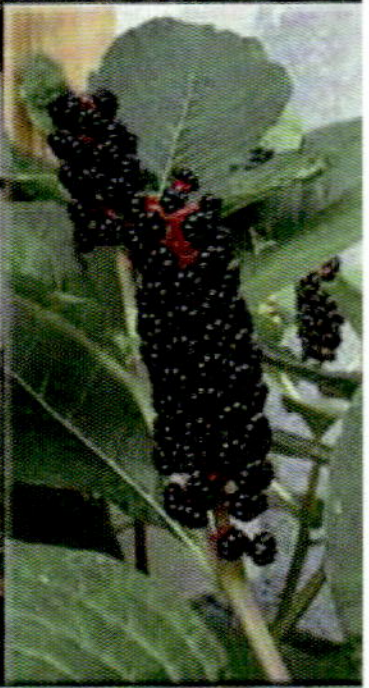
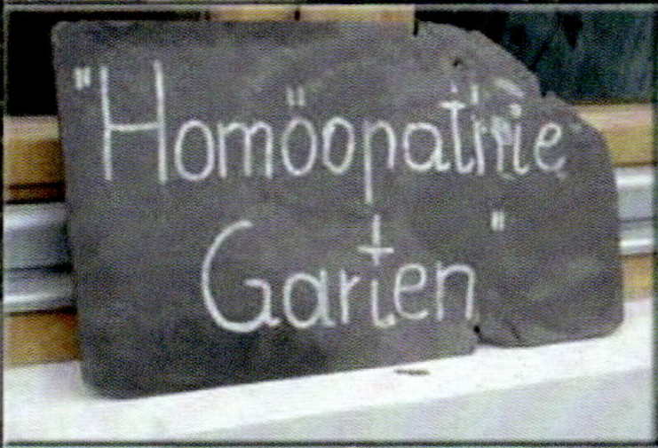
"Homöopathie
Garten"
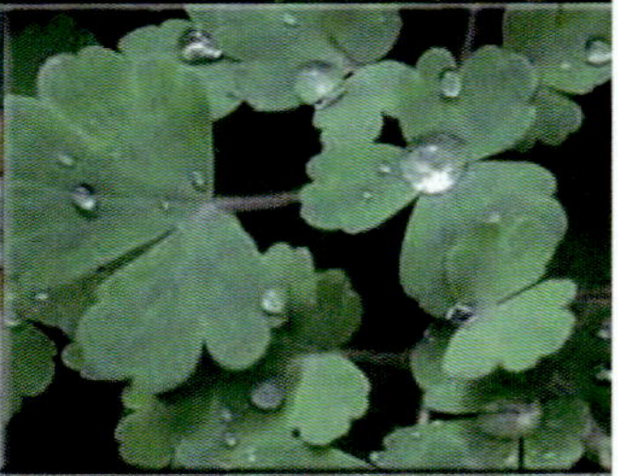
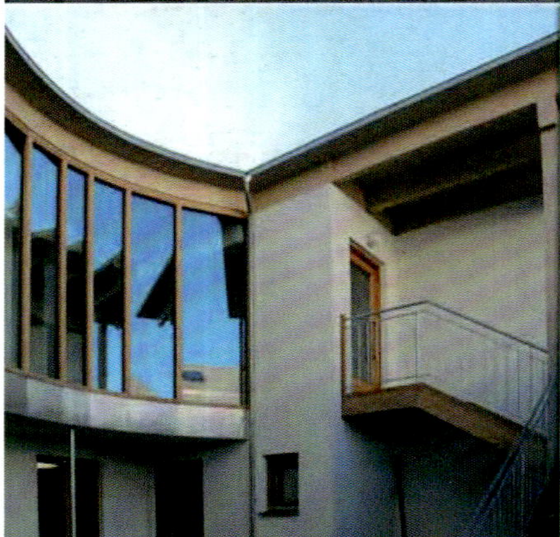
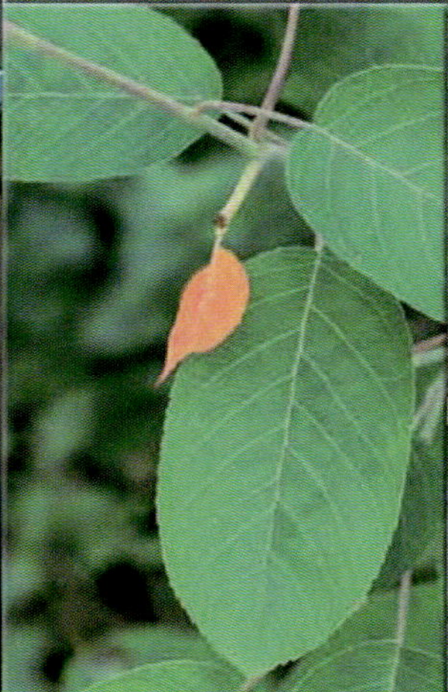
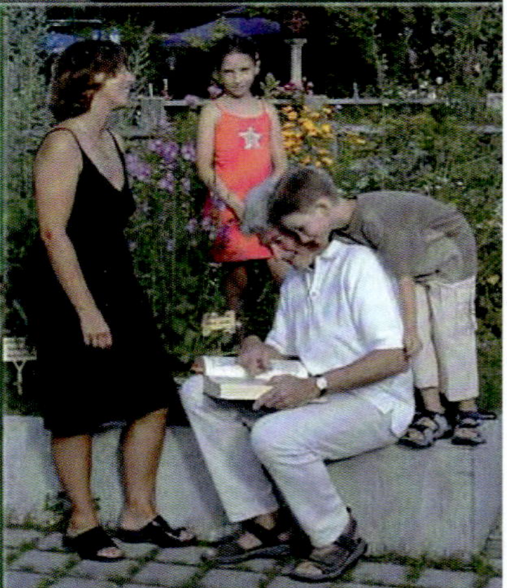